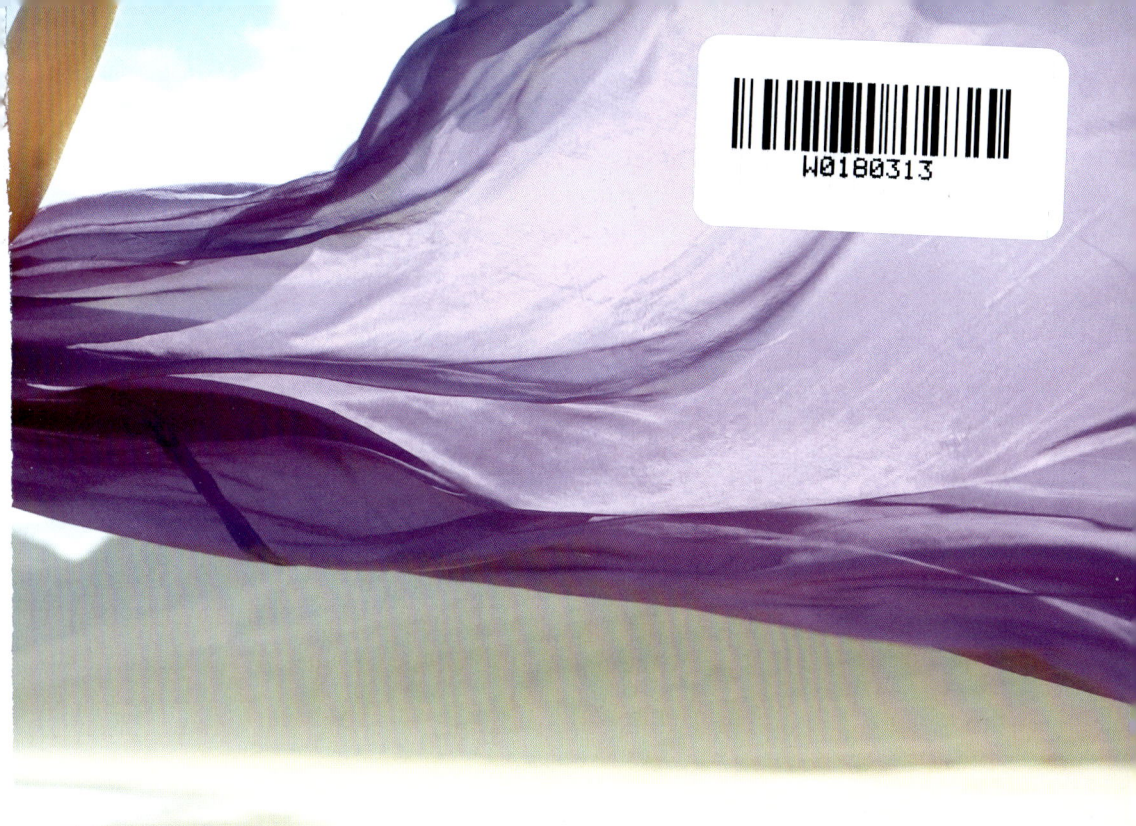

GÜNTHER H. HEEPEN

Schüßler-Salze für die Seele

THEORIE

Ein Wort zuvor 5

WENN DIE SEELE HUNGERT 7

Kann die Seele leiden? 8
Seele, was ist das? 9
Hilfe bei seelischen Beschwerden 9
Kognitive Verhaltenstherapie 15
Selbstkonzept als Strategie –
denken Sie sich gesund 16
> Formblatt für Ihr Selbstkonzept 19

Heilsalze für die innere Balance 20
Dr. Schüßlers Mineralsalze 21
Wie die Schüßler-Salze wirken 22
Warum sind Salze wichtig? 24
Die Palette der Schüßler-Salze 25
> Anwendung und Dosierung 27
> Fragen zur Anwendung 29

PRAXIS

DIE MINERALSALZE
IM ÜBERBLICK 31

Die seelischen Aspekte der
Mineralsalze 32
Nr. 1 Calcium fluoratum D12 33
Nr. 2 Calcium phosphoricum D6 34
Nr. 3 Ferrum phosphoricum D12 35
Nr. 4 Kalium chloratum D6 36

Nr. 5 Kalium phosphoricum D6 36
Nr. 6 Kalium sulfuricum D6 38
Nr. 7 Magnesium phosphoricum D6 38
Nr. 8 Natrium chloratum D6 40
Nr. 9 Natrium phosphoricum D6 40
Nr. 10 Natrium sulfuricum D6 41
Nr. 11 Silicea D12 42
Nr. 12 Calcium sulfuricum D6 43
Nr. 13 Kalium arsenicosum D6 43
Nr. 14 Kalium bromatum D6 44
Nr. 15 Kalium jodatum D6 45
Nr. 16 Lithium chloratum D6 45
Nr. 17 Manganum sulfuricum D6 46
Nr. 18 Calcium sulfuratum
Hahnemanni D6 47
Nr. 19 Cuprum arsenicosum D6 48
Nr. 20 Kalium Aluminium
sulfuricum D6 48
Nr. 21 Zincum chloratum D6 49
Nr. 22 Calcium carbonicum
Hahnemanni D6 50
Nr. 23 Natrium bicarbonicum D6 51
Nr. 24 Arsenum jodatum D6 51

Wie finde ich das richtige
Schüßler-Salz? 52
Vier Wege zum passenden Salz 53
Psychologischer Farbtest 54

BESCHWERDEN VON A BIS Z 67

Geistig-seelische Beschwerden 68
Angststörungen, Panikattacken 69
Ärger, Aggression, Aufregung 72

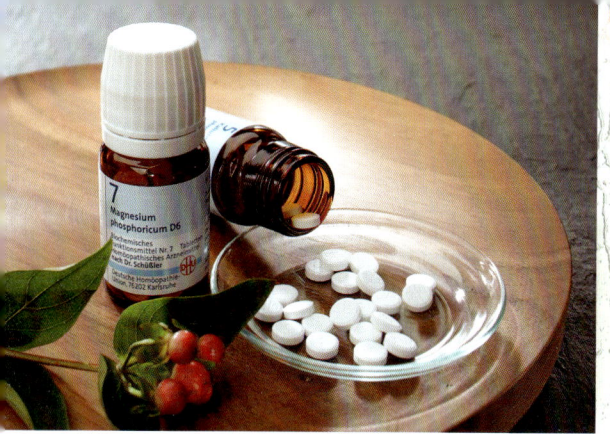
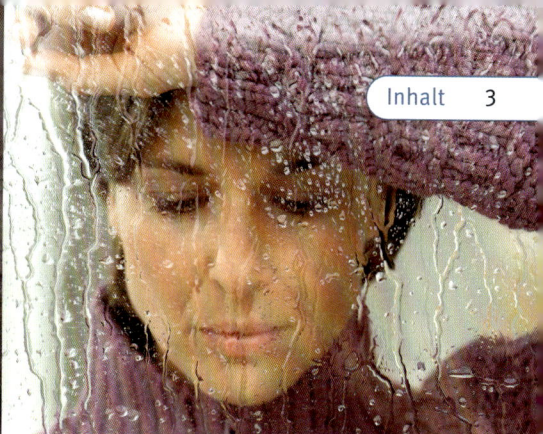

Depression, Melancholie 73

Erröten 75

Gedächtnisprobleme 76

Heimweh 77

Hyperaktivität/ADHS 77

Hypochondrie 78

Kummer und Trauer 79

Lampenfieber, Prüfungsangst 80

Nervosität 81

Posttraumatische Belastungsstörung 82

Selbstbewusstsein, mangelndes 83

Stress 83

Überempfindlichkeit/Hypersensibilität . . . 84

Unruhe, Ruhelosigkeit 85

Willensschwäche, Charakterschwäche . . . 86

Zwangsstörungen, Zwangsverhalten 87

Psychosomatische Beschwerden 88

Asthma bronchiale 89

Bluthochdruck 89

Colitis ulcerosa, Morbus Crohn
und Reizdarm 90

Erschöpfung, Burnout-Reaktion 91

Essstörungen 93

Gelenk-, Muskelerkrankungen 94

Globusgefühl, Räusperzwang 96

Herzenge, Herzklopfen, Herzneurose . . . 97

Juckreiz, nervöser 98

Kopfschmerz und Migräne 99

Magen- und Zwölffingerdarm-
beschwerden 100

Menstruationsstörungen 101

Muskelverspannung,
Nackenschmerzen 102

Nägelkauen 103

Ohrgeräusche/Tinnitus 104

Rücken-, Wirbelsäulenbeschwerden . . . 105

Schlafstörungen, Schlaflosigkeit 106

Schwindel 107

Sexuelle Probleme 108

Zähneknirschen 109

Zittern, Zuckungen, Tic-Störungen 110

Unterstützende Methoden
von A bis Z 112

SERVICE

Bücher, die weiterhelfen 120

Adressen, die weiterhelfen 121

Sachregister 122

Impressum 127

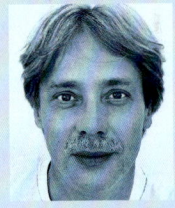

Günther H. Heepen ist Heilpraktiker und Kognitiver Verhaltenstherapeut und hat eine mehrjährige Ausbildung zum Psychotherapeuten absolviert. Über 15 Jahre lang führte er seine Praxis in Tuttlingen, seit 2008 ist er in Bamberg. Er ist Autor von einem Dutzend erfolgreicher Titel zur Schüßler-Salz-Therapie, die im GRÄFE UND UNZER Verlag erschienen sind. Schon Mitte der 90-er Jahre hat er sich in einem inzwischen vergriffenen Buch mit Nährstoffen und seelischen Erkrankungen auseinandergesetzt. Günther H. Heepen ist als Referent für den Biochemischen Bund Deutschlands e. V. und die Deutsche Homöopathie-Union (DHU) im In- und Ausland tätig. Bekannt wurde er neben seinen Büchern durch viele Interviews in Zeitschriften sowie Hörfunk- und Fernsehbeiträgen. Heepen ist seit 1997 leitender Redakteur der biochemischen Zeitschrift »Weg zur Gesundheit«, einer Zeitung über Schüßler-Salze für Therapeuten und medizinische Laien.

EIN WORT ZUVOR

Die Seele gibt uns seit Jahrhunderten Rätsel auf. Warum entstehen Depressionen, Angst oder Panikstörungen? Warum sind wir gereizt oder aggressiv? Sind psychische Beschwerden heute häufiger als früher? Eine Statistik der Betriebskrankenkassen (Juli 2009) zeigt, dass psychische Erkrankungen auf dem Vormarsch sind! Im Durchschnitt waren 2008 10,3 Prozent der krankheitsbedingten Ausfallzeiten psychisch bedingt, 2007 waren es noch 9,3 Prozent. Diese Zahlen spiegeln meine Praxiserfahrungen wider. Patienten, die unter Angststörungen, Panikattacken und Depressionen leiden, sind in den vergangenen Jahren häufiger in die Praxis gekommen als davor. Sicherlich sind es mehrere Faktoren, die für diese Entwicklung eine Rolle spielen. Zum Beispiel erhöhte Erwartungen und Anforderungen im Beruf, Mobbing und Angst vor Jobverlust oder Beziehungskonflikte. Doch warum gab es früher weniger psychisch kranke Menschen? Haben die Familie sowie körperliche Arbeit, gemeinsame Rituale wie das Essen dies verhindert? Darüber kann nur spekuliert werden – auffällig jedoch ist, dass in einer immer mehr technisch ausgerichteten Umgebung, in der Kennenlernen oft nur übers Internet stattfindet, der Mensch mit seinem Kommunikations- und Kontaktbedürfnis auf der Strecke bleibt. Und selbst wenn Zukunftsdeuter prognostizieren, dass im kommenden Zeitalter eine Umkehr zu den wirklich menschlichen Werten stattfindet, ist das heute nur ein schwacher Trost. Meine Devise heißt deshalb: »Helfen Sie sich selbst mit natürlichen und praktischen Konzepten!« Dazu zählen Schüßler-Salze, Bach-Blüten, orthomolekulare Nährstoffe und spezielle Denkstrategien – sie verbessern Ihr seelisches Befinden. Dieser Ratgeber basiert auf meinen praktischen Erfahrungen mit Menschen, die unter seelischen Beschwerden leiden, und vermittelt Ihnen vielfältige Hilfestellungen.

Günther H. Heepen

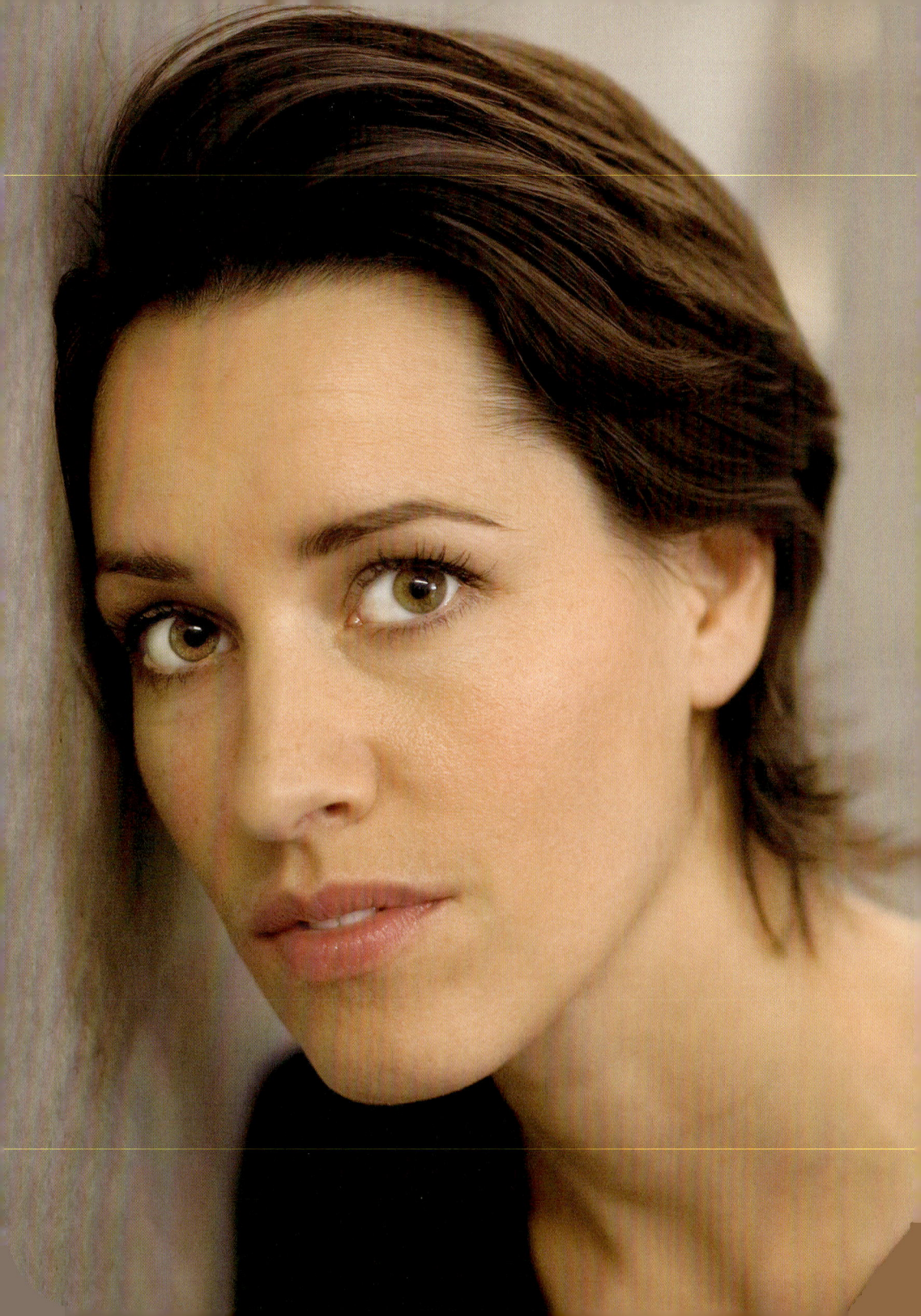

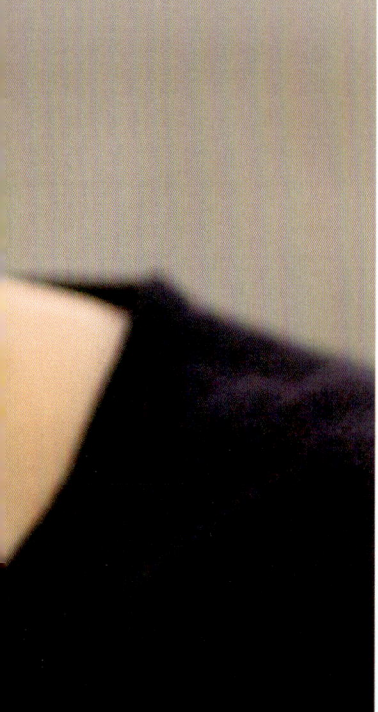

WENN DIE SEELE HUNGERT

Mineralstoffe sind für die Psyche wichtig. Fehlen sie, können seelische Beschwerden entstehen. Erfahren Sie hier, wie Schüßler-Salze Ihnen helfen, Defizite und Regulationsstörungen auszugleichen.

Kann die Seele leiden?	8
Heilsalze für die innere Balance	20

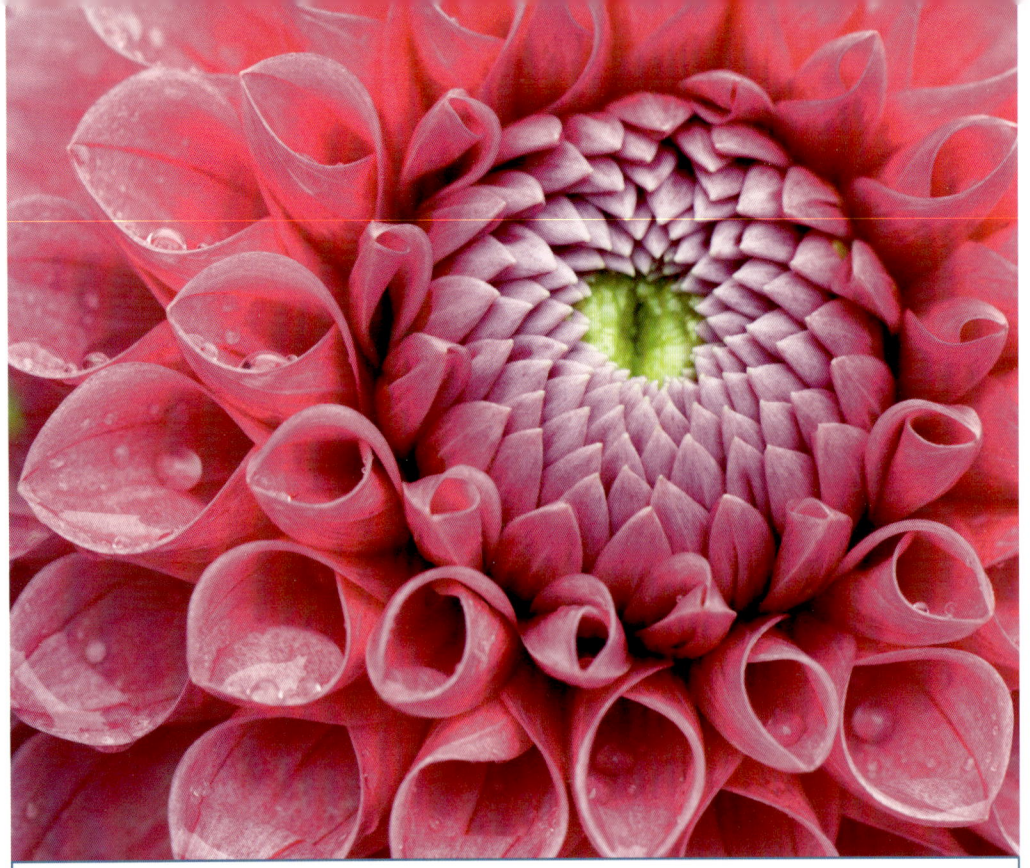

Kann die Seele leiden?

Hunger und Durst sind zwei grundlegende Bedürfnisse des Menschen. Haben wir Appetit, holen wir uns etwas zu essen – danach geht es uns besser. Kann auch unsere Seele hungern? Ja, denn auch die Seele braucht Nährstoffe. Seelennahrung – das sind Mineralstoffe, Vitamine und Aminosäuren. Sie entscheiden mit, wie wir uns fühlen. Wenn Mineralstoffe fehlen, gerät die Seele ins Wanken. Fehlt beispielsweise das Schüßler-Salz Nr. 7 Magnesium phosphoricum, werden wir unruhig, gereizt oder gar aggressiv.

Seele, was ist das?

»Die Seele ist der Gegensatz zum Körper.« So zumindest steht es in medizinischen Wörterbüchern. Was aber bedeutet Seele? Man sieht sie nicht – aber wir fühlen sie. Wenn wir traurig sind, sprechen wir von einem seelischen Tief.

»Seele« ist die Übersetzung des griechischen Wortes »psyche«. Ursprünglich bedeutete »psyche« Hauch, Atem oder Wind. »Seele« wird immer wieder anders definiert, je nachdem, ob sich Philosophen, Theologen oder Mediziner mit dem Thema beschäftigen. Im Lauf der Jahrhunderte orientierte man sich meist an den griechischen Philosophen Platon und Aristoteles. Platon (427–347 v. Chr.) sieht Körper und Seele als getrennte Aspekte des Menschen. Für ihn ist die Seele bereits vor dem Körper da. Aristoteles (384–322 v. Chr.) beschrieb die Seele als eine sinnliche Wahrnehmung, als Begehren und Prinzip des Lebendigen. Die Seele kann aber ohne Körper nicht sein, er sieht Körper und Seele als Einheit.

Die beiden Prinzipien gelten noch heute. Während sich die Schulmedizin eher an Platon orientiert, also Körper und Seele getrennt sieht, gibt es für die Naturheilkunde nur den ganzheitlichen Aspekt im Sinne Aristoteles.

MEINE DEFINITION VON »SEELE«

Seele ist für mich die Gesamtheit aller Gefühlsregungen und geistigen Vorgänge in uns.

Hilfe bei seelischen Beschwerden

In früheren Zeiten widmete man seelischen Beschwerden noch keine Aufmerksamkeit. Es war eine Zeit, in der die Menschen hart arbeiteten und abends körperlich erschöpft ins Bett fielen. Damals waren seelische Schwankungen nicht so ausgeprägt wie heute. Kamen sie dennoch vor, griff man aus Unkenntnis zu brutalen Mitteln, um das Leid zu unterdrücken: Kranke wurden eingekerkert (18. Jahrhundert) oder mit Elektroschock gequält.

Auf der Suche nach Ursachen

Dennoch beschäftigten sich Wissenschaftler und Philosophen mit diesem Thema. Und es gab viele Hypothesen zur Entstehung psychischer Beschwerden. Um 200 n. Chr. sprach der griechische Arzt Galenos von Pergamon (dt. Galen, 129–199 n. Chr.) davon, dass die Körpersäfte wie Blut, Galle oder Schleim, wenn sie nicht im

VIRCHOW UND SEELE

Der Pathologe, Anthropologe und Politiker Rudolf Virchow (1821–1902) meinte, dass von einer Seele nichts mehr zu finden ist: »… Wenn ich untersuche, was unter dem Begriff Seele zusammengefaßt wird, so komme ich zu einer Reihe von organischen Tätigkeiten, die sich überall an bestimmte Teile des Körpers knüpfen, die ganz bestimmt lokalisiert sind, wo es durchaus unmöglich ist, daß die Kraft wegläuft und das Organ verläßt.«

richtigen Verhältnis zueinander stehen, seelische Beschwerden auslösen. Diese Theorie wurde bis ins frühe 19. Jahrhundert gelehrt. Dann wandte sich die Medizin der Zellulartheorie Rudolf Virchows (siehe links) zu und warf die Humoralpathologie (Säftelehre) über Bord. Es gab auch noch andere Theorien. So hielt man zum Beispiel nach der Entdeckung der Bakterien 1838 diese für Auslöser der Depression. Und als man sich Ende des 19. Jahrhunderts intensiv mit Kreislauferkrankungen auseinandergesetzt hatte, war ein gestörter Kreislauf Ursache für psychisches Leid.

Mineralstoffe als Ursache

Dr. Schüßler war vor über 130 Jahren der erste Forscher, der entdeckte, dass Mineralsalze immens wichtig sind für das psychische Gleichgewicht. 1912 beschrieb der britische Internist und Pathologe Samuel Wilson (1877–1937) Zusammenhänge zwischen Leberzirrhose, Schizophrenie und einem Kupferüberschuss (Wilson-Krankheit). Auch Kalzium galt als Ursache für psychische Störungen, und die Medizin postulierte im Jahr 1913 und sogar nochmals 1964, dass zwischen Knochenstoffwechselstörungen und psychischen Beschwerden ein Zusammenhang besteht.

In den 1960er-Jahren, nach Entdeckung der Psychopharmaka (siehe Seite 13), fand in New Jersey, USA, der Pharmakologe Prof. Dr. Dr. Carl C. Pfeiffer (1908–1988) die Zusammenhänge von Nährstoffen und seelischen Erkrankungen – insbesondere bei der Schizophrenie – heraus. Er und seine Mitarbeiter entdeckten, dass nicht nur Vitaminen, sondern auch Spurenelementen bei Geisteskrankheiten eine Bedeutung zukommt.

Heilung durch Psychoanalyse

Ende des 19. und zu Beginn des 20. Jahrhunderts setzte ein Wandel ein in der Beurteilung seelischer Beschwerden, ausgelöst durch den Arzt und Tiefenpsychologen Sigmund Freud (1856–1939).

Begriffe rund um die Seele und Psyche

In diesem Ratgeber lesen Sie immer wieder Begriffe, die im Zusammenhang mit Seele und Psyche stehen. Diese möchte ich Ihnen erklären.

Seele/Psyche	Die Begriffe sind gleichzusetzen.
Seelisch/psychisch	So ist etwas, das der Seele zugeordnet wird – zum Beispiel die seelische Depression, das Herabgedrücktsein.
Psychologie	Darunter versteht man die Seelenkunde, also die Lehre von den Funktionen des Bewusstseins, des Verhaltens und der Persönlichkeit.
Psychologe	Er ist der »Seelenkundler«, der das Wissen der Psychologie anwendet und Menschen hilft, ihre Persönlichkeit zu verstehen oder zu verändern.
Psychotherapeut	Er ist Psychologe oder Arzt mit abgeschlossener Weiterbildung in einem oder mehreren psychotherapeutischen Verfahren.
Psychotherapie	Unter Psychotherapie versteht man die Behandlung psychischer, emotionaler und psychosomatischer Störungen durch zwischenmenschliche Kommunikation.
Psychoanalyse	Sie analysiert das Erleben des Patienten in Gegenwart und Vergangenheit in Form der freien Assoziation (Äußerung aller Ideen und Gedanken).
Verhaltenstherapie	Hier wird in Gesprächen versucht, Verhaltensänderungen einzuleiten. Zu den erfolgreichsten Therapien zählt die kognitive Therapie (kognitiv = das Erkennen, Wahrnehmen, Denken betreffend, bedeutet also erkenntnismäßig).
Psychiater	Er ist ein Arzt mit abgeschlossener Weiterbildung in Psychiatrie (Seelenheilkunde) und erforscht, diagnostiziert und behandelt psychisch Kranke.
Psychosomatik	Dies ist die Lehre von den Wechselbeziehungen zwischen Leib und Seele. Bei psychosomatischen Beschwerden entwickeln sich Krankheiten wie Magengeschwür, Reizdarm oder Migräne im Zusammenhang mit einem seelischen Konflikt.
Charakter	Er ist die Persönlichkeit eines Menschen. Darunter versteht man seine Eigenheiten, seine Ansichten, seine individuellen Gewohnheiten und Besonderheiten.
Geist/geistig	Mit dem Begriff bezeichne ich das Denken und vom Gehirn gesteuerte Handeln – zu geistigen Beschwerden zählen zum Beispiel Lernstörungen.
psychogen	In der Psyche begründet, durch seelische Vorgänge verursacht.

Seelische Beschwerden wurden ernst genommen, den Kranken Zuwendung entgegengebracht. Sigmund Freud war einer der ersten Ärzte, der sich im wissenschaftlichen Sinn mit dem krankhaften Seelenleben auseinandersetzte. Er versuchte, seelisches Erleben durch die von ihm begründete Psychoanalyse zu erklären und Hilfsmöglichkeiten zu finden.

Heute wird Freuds Erklärung für psychische Beschwerden nicht uneingeschränkt akzeptiert. Damals zumindest gab es in der Behandlung psychisch Kranker erstmals Lichtblicke: Die Menschen wurden als krank, nicht als »verrückt« eingestuft. Dennoch: Die Psyche gab damals – wie auch heute noch – den Wissenschaftlern Rätsel auf. Treffend beschrieb der Psychiater Dr. Paul Kronthal dies 1908 in seinem Buch »Psychiatrie und Nervenkrankheiten«: »... und wenn noch viele, viele Jahrzehnte, viele, viele Psychiater täglich Gehirne von Hysterischen, Maniakalischen (= Manischen), Melancholikern härten, schneiden, färben und mikroskopieren, sie werden nichts finden, was uns die Krankheit erklärt.« Dieser Satz gilt immer noch – viele Zusammenhänge im Bereich seelischer Beschwerden wurden entdeckt, vieles wurde ausprobiert, doch die Psyche ist immer noch ein Rätsel.

Heilung durch Psychosomatik
Der Begriff tauchte erstmals zu Beginn des 19. Jahrhunderts auf. Heute hat sich dieser Zweig der Medizin fest etabliert. Es werden Zusammenhänge zwischen psychischen Faktoren und somatischen Krankheiten untersucht. Psychische Zustände beeinflussen über das vegetative (nicht dem Willen unterworfene) Nervensystem Organe und führen so zur Krankheit. Forschungen aus den 1990er-Jahren haben gezeigt, dass Immunsystem und Seele eng miteinander verbunden sind, dass aber auch unser »Bauchhirn« im Darm einen wichtigen Bezug zum seelisch-geistigen Erleben darstellt. Unter Bauchhirn versteht man Strukturen im Darm, die für Erinnerungen, Denken und Fühlen verantwortlich sind. Herausragend war hier die amerikanische Professorin Dr. Candace Pert, die ihre Forschungsergebnisse 1997 in dem Buch »Moleküle der Gefühle« beschrieb und mit anderen Wissenschaftlern zu-

sammen die Psychoneuroimmunologie begründete. Diese Wissenschaft basiert auf der Erkenntnis, dass das Immunsystem nicht autonom funktioniert, sondern über Botenstoffe und Nervenbahnen mit dem Zentralnervensystem vernetzt ist. Dadurch kann es psychische Vorgänge beeinflussen bzw. umgekehrt von diesen auch beeinflusst werden. Wichtigste Therapiemethode der Psychosomatik ist die Psychotherapie (siehe Seite 11). In Coping-Gruppen (Bewältigungsgruppen), Einzelgesprächen, Selbsthilfegruppen oder verhaltenstherapeutischen Sitzungen werden Bewältigungsstrategien mit dem Patienten entwickelt.

Hilfe durch Psychopharmaka?

Im 20. Jahrhundert entdeckte die Wissenschaft die Psychopharmaka, also Arzneimittel, die psychische Funktionen beeinflussen. Die anfängliche Euphorie ebbte schnell ab, als man feststellte, dass es sich nur um eine symptomatische Behandlung handelt – mit teils gravierenden Nebenwirkungen! Von Heilung durch Psychopharmaka zu sprechen, ist trügerisch. Symptomlinderung zu sagen wäre korrekt. Die Behandlung mit psychisch wirksamen Medikamenten zählt heute in europäischen Ländern zur Standardtherapie – neben der psychotherapeutischen Behandlung. Dennoch ist die Pharmakotherapie umstritten, denn sie bietet langfristig keine Lösung für seelische Probleme. Ich habe die gängigen Psychopharmaka für Sie aufgelistet (siehe Seite 14) – so verschaffen Sie sich schnell einen Überblick.

Ganzheitliche Sichtweise als Lösung?

Medikamente geben uns keine Antworten auf die Frage, warum psychische Beschwerden entstehen. In therapeutischen Gesprächen lässt sich zwar klären, was ihnen vorausgegangen ist. Aber lassen sie sich dann lösen? Leider schenkt die Psychiatrie der Einheit von Körper, Geist und Seele heute immer noch wenig Beachtung. In das westliche Denken, der Körper sei eine reparable Maschine, passt die Seele nicht. Diese Auffassung hat stets verhindert, jener Körper-Seele-Geist-Einheit Beachtung zu schenken. Ich finde, ein Gesamtkonzept aus Nährstoffmedizin (dazu zähle

WICHTIG
Werden Psychopharmaka plötzlich abgesetzt, können verstärkt psychische Probleme auftreten – der Betroffene kann in ein tiefes Loch fallen. Deshalb sollten Sie eine Änderung der Medikation immer mit Ihrem Arzt besprechen.

Psychopharmaka – Wirkungen und Nebenwirkungen

Dieser Zusammenfassung können Sie die wichtigsten Anwendungsgebiete und Nebenwirkungen der drei großen Gruppen von Psychopharmaka entnehmen.

Tranquilizer

Tranquilizer (Gruppe: Benzodiazepine) zählen zu den am häufigsten verordneten Beruhigungsmitteln und sind die Psychodroge Nr. 1. Präparate wie Adumbran, Lexotanil, Librium und Valium gehören dazu. Sie werden als Angstlöser (Anxiolytika), Psychosedativa (die Psyche beruhigende Mittel) und Sedativa (Beruhigungsmittel) bezeichnet und werden ebenso als Schlafmittel verordnet. Sie entfalten eine hemmende Funktion – das heißt, sie dämpfen das limbische System im Gehirn (zuständig für Gefühle, Triebe), reduzieren Stresssituationen und machen alles im Leben »leichter«. Deshalb werden sie bei Depressionen eingesetzt, weil sie gegen Weinerlichkeit, Hoffnungslosigkeit, Verzagtheit und Angst wirken. Bezüglich Gewöhnung und Nebenwirkung sind Tranquilizer im Vergleich zu anderen Psychopillen noch am harmlosesten. Als Nebenwirkung ist die Gefahr der Abhängigkeit bekannt.

Neuroleptika

Neuroleptika sind psychotrope (mit spezifischer Wirkung auf psychische Funktionen ausgestattete) Substanzen mit antipsychotischer (gegen Psychosen wirksamer), sedierender (beruhigender) und psychomotorischer (auf die dynamische Struktur der Psyche, welche die Körpermotorik beeinflusst, einwirkender) Wirkung. Sie sollten aufgrund vielfältiger möglicher Nebenwirkungen nicht kritiklos verwendet werden. Sie wirken stark dämpfend und werden deshalb bei Manie und Schizophrenie eingesetzt. An Nebenwirkungen können nen Parkinson-ähnliche Beschwerden, Schwitzen, Schwindel, beschleunigter Herzschlag oder Blutdrucksenkung auftreten.

Antidepressiva

Antidepressiva sind chemische Medikamente gegen Depressionen. Antidepressiva wirken depressionslösend, stimmungsaufhellend, antriebssteigernd bzw. -hemmend sowie angstlösend. An Nebenwirkungen können Magen-Darm-Störungen, Rhythmusstörungen, Mundtrockenheit, Verstopfung und Schwitzen auftreten.

ich auch die Schüßler-Salze), die Suche nach auslösenden Konflikten und Verhaltenstherapie ist die beste Kombination, um seelisches Gleichgewicht wiederherzustellen. Dazu gehört auch das Akzeptieren des Andersseins.

Wie hat Hippokrates, der Vater der abendländischen Medizin (460–377 v. Chr.), so treffend gelehrt: »Primum nihil nocere« – Zuerst einmal nicht schaden! Also wäre eine Therapie sinnvoll, die nicht zur Abhängigkeit führt und keine Nebenwirkungen mit sich bringt. Apropos: Wussten Sie, dass diejenigen Beschwerden, die mit Psychopharmaka behandelt werden, oft als Nebenwirkung eben dieser Mittel auftreten? Dass sogar Suizide ausgelöst werden können, obwohl sie damit verhindert werden sollen?

Trotz dieser Erkenntnisse sieht die schulmedizinische Therapie zu 80 Prozent heute so aus, dass mit der Verordnung von Psychopharmaka versucht wird, die Kranken ruhig zu stellen. Ist das die Lösung des Problems – oder kehren wir damit nur alles Problematische unter den Teppich?

HIPPOKRATES

Der griechische Arzt, auf der Insel Kos geboren, erhob die Medizin zur eigenständigen Wissenschaft. Er gilt als Verfasser des Ärzteeides, der in Abwandlung bis heute als Genfer Gelöbnis gültig ist.

Kognitive Verhaltenstherapie

Haben wir es in der Hand, unser seelisches Befinden zu steuern, oder können wir es beeinflussen, ob wir uns gut oder schlecht fühlen – egal wie die Lebensumstände nun mal sind? Gibt es effektive Strategien, die uns schnell helfen, aus einem seelischen Tief herauszukommen? Ja, es gibt sie. Mit der Kognitiven Verhaltenstherapie (siehe Seite 11) lernen Sie, wie Sie Ihr Denken verändern und sich so besser fühlen. Die Idee und ebenso die praktische Umsetzung sind nicht neu. Sie wurden schon von den alten Griechen entdeckt und praktiziert. Sie stellten nämlich fest, dass das, was wir denken, unser Empfinden und Fühlen beeinflusst. Denke ich, dass alles ganz schrecklich ist, fühle ich mich auch so – nämlich schrecklich, traurig.

Ursprünge bei griechischen Philosophen

Die griechischen Philosophen der Antike wie Sokrates (469–399 v. Chr.) und Epiktet (50–125 n. Chr.) erkannten also bereits damals, dass das Denken unser seelisches Befinden beeinflusst. Von

Epiktet, der als Sklave nach Rom kam und später als Philosoph lehrte, stammt: »Nicht die Dinge erschüttern die Menschen, sondern ihre Sicht von den Dingen.« Dieser Satz führte Jahrhunderte später – in den 1950er-Jahren durch Prof. Dr. Albert Ellis, New York – dazu, dass über eine Veränderung des Denkens eine Befindensveränderung möglich ist. Das war die Geburtsstunde der Kognitiven (Verhaltens-)Therapieverfahren. »Kognitiv« bedeutet auf Erkennen, Wahrnehmen, Denken bezogen, also auf Erkenntnis beruhend. Diese kognitiven Therapien gehen zurück auf Psychotherapeuten und Ärzte wie Prof. Albert Ellis, Donald W. Meichenbaum und Aaron T. Beck. Prof. Albert Ellis, den ich hoch betagt noch in Seminaren erleben durfte, nannte seine Therapie Rational-Emotive Therapie. Das heißt, dass über eine rationale Einschätzung von Situationen sich die Emotionen verändern. In der zweiten Hälfte des 20. Jahrhunderts entwickelte sich diese Methode zu einer der erfolgreichsten Psychotherapien.

In meiner Praxis haben sich die kognitiven Verfahren sowohl bei Erwachsenen als auch bei Kindern bewährt (Adressen von Therapeuten siehe Seite 121).

Selbstkonzept als Strategie – denken Sie sich gesund

TAGEBUCH FÜHREN
Führen Sie ein Tagebuch und halten Sie darin Situationen oder Tage fest, an denen es Ihnen schlecht ging. Fragen Sie sich, was der Auslöser war und was Sie gedacht haben, und notieren Sie dies. So können Sie Ihr gegen sich selbst gerichtetes Denken identifizieren und mithilfe des Selbstkonzeptes korrigieren.

Etwas vereinfacht, kann die Methode als kognitives Selbstkonzept durch Selbsthilfebücher (Bücher, siehe Seite 120) erlernt werden. Sie erreichen bei intensiver Übung eine deutliche Besserung Ihres Befindens (siehe auch Info Seite 17).

Wie funktioniert das kognitive Selbstkonzept?

Für Ihr kognitives Selbstkonzept sind mehrere Schritte wichtig:

> **A:** Zuerst müssen Sie sich die unrealistischen und selbstzerstörerischen Gedanken bewusst machen.

> **B:** Als zweiten Schritt schätzen Sie die Situation ein, die zu Ihrem emotionalen Befinden geführt hat. Das bedeutet, dass Sie sich zunächst klar machen, was Sie über eine bestimmte Situation denken (B1); dann hinterfragen Sie, ob das, was Sie denken, so stimmt, ob es realistisch ist (B2). Stellen Sie sich eine Kamera

vor, die die Situation gefilmt hat. Was ist auf dem Film zu sehen? Nur eine Situation – alles andere spielt sich in Ihrem Kopf ab.

> C: Als dritter Schritt kommen Ihr Gefühl, Ihr Befinden hinzu. Wie fühlen Sie sich bei dem ersten Gedanken (B1), wie bei dem zweiten, realistischen (B2)?

> D: Stellen Sie dann Ihre Ansichten und Gedanken infrage. Fragen Sie sich: »Wo ist der Beweis dafür?«

> E: Das Ergebnis Ihrer Analyse ist zugleich das Ziel, das Sie erreichen wollen.

Diese Schritte notieren Sie am besten schriftlich. Dazu habe ich Ihnen ein Formblatt gemacht (siehe Seite 19 und Folder), das Sie ausfüllen können. Dort tauchen auch die Buchstaben A bis E wieder auf. Das Formblatt hilft Ihnen, ein rationales Selbstkonzept zu erstellen und Ihre Empfindungen und Gedanken a) zu entschlüsseln und b) zu verändern. Viele Patienten sagen mir: »Ja, das kann ich machen, wenn es mir wieder besser geht.« Aber das stimmt nicht! Wenden Sie das Konzept gerade dann an, wenn es Ihnen schlecht geht, und Sie werden sehen, dadurch verändert sich Ihr emotionaler Zustand.

Ein Beispiel: Ihr Chef grüßt Sie nicht

Ich möchte Ihnen an einem Beispiel erläutern, wie dies funktioniert. Die entsprechenden Schritte habe ich in einem Beispiel-Formblatt (siehe Seite 19) in Blau eingetragen.

Sie gehen an einem Morgen vom Parkplatz in Ihr Büro und treffen Ihren Chef. Sie grüßen, er tut nichts dergleichen und scheint Sie zu ignorieren. Das verwundert Sie zunächst. Im Lauf des Tages tauchen Fragen auf, die Ihr seelisches Befinden stündlich mehr verschlechtern. So könnte es in Ihrem Kopf aussehen: »Warum hat mich der Chef nicht gegrüßt? Bin ich ihm als Angestellter nicht gut genug, weniger wertvoll als meine Kollegen? Habe ich etwas falsch gemacht? Arbeite ich ihm nicht gewissenhaft genug?« Diese Fragen stehen exemplarisch für viele andere, die in Ihrem Kopf herumwirbeln. Sie haben alle das gleiche Ergebnis: Ihr Selbstwertgefühl wird permanent schlechter. Sie stellen sich und Ihre Leistung in Frage, werten Ihre Person ab.

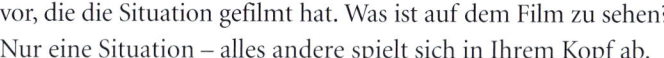

WICHTIG
Bei Depressionen, Panikattacken und Angstzuständen rate ich von einer Selbstbehandlung mit dem Selbstkonzept ab. Hier sind therapeutische Sitzungen unerlässlich.

SCHLÜSSELSATZ
Finden Sie in einer belastenden Situation Ihren persönlichen Schlüsselsatz und wenden Sie ihn in jeder ähnlichen Situation an, wenn es Ihnen schlecht geht. So fühlen Sie sich schnell besser.

Als Folge sind Sie – je nach Typ – verstimmt oder auch tief deprimiert. Ihr Bewusstsein kann hier gar nicht anders reagieren, Ihr Gehirn löst das Befinden aus, das Ihre Gedanken vorgeben.

Aber was ist, wenn Ihr Chef tief in Gedanken war? Wenn er Sie zwar gesehen, aber nicht richtig wahrgenommen hat? Wenn er überhaupt keinen Grund hätte, Ihre Leistungen zu kritisieren? Wenn Sie jetzt die Situation unter neutralen und realistischen (nicht positiven) Gesichtspunkten betrachten, fühlen Sie sich besser. Neutral bedeutet zum Beispiel: »Okay, das wurmt mich, dass mich mein Chef nicht gegrüßt hat, aber deshalb bin ich noch lang kein schlechter Mensch. Wegen eines Gedankens, der eventuell stimmen könnte oder auch nicht, ist meine Arbeitsleistung nicht schlecht, und ich muss mich nicht schlecht fühlen. Wie ich mich fühle, das habe allein ich in der Hand. Und niemand kann das steuern, auch mein Chef nicht.« Denken Sie so, also realistisch, fühlen Sie sich trotzdem gut, auch wenn Ihr Chef Sie mal nicht grüßt!

Manchmal ist es ein Schlüsselsatz (in unserem Beispiel oben der Satz »Wie ich mich fühle, das habe allein ich in der Hand«), den man findet und der schlagartig das Befinden verändert. Diesen Satz notieren Sie sich auf einem Zettel und tragen ihn bei sich. Holen Sie ihn heraus, wenn Sie eine ähnlich belastende Situation erleben. Fragen Sie sich stets bei Ihren Gedanken – und das ist ganz wichtig: »Wo ist der Beweis dafür, dass ich ein schlechter, unfähiger Angestellter bin, nur weil mein Chef mich nicht gegrüßt hat?« Sie werden keinen Beweis finden – und das ist der Punkt, an dem sich Ihr Befinden schlagartig verändert. Dieses Hinterfragen heißt Disputation (D). Das Ergebnis (E) ist das Resultat Ihrer eigenen Analyse beim Selbstkonzept.

Wann hilft das Selbstkonzept?

Bei verschiedenen Beschwerden hilft Ihnen das Selbstkonzept, sich besser zu fühlen und mit Problemsituationen fertig zu werden. Dazu zählen Ärger, Schuldgefühle, Depressionen, Angstzustände, emotionaler Stress, Beziehungsprobleme und schlechte Gefühle sowie selbstschädigende Gedanken.

Formblatt für Ihr kognitives Selbstkonzept

A Auslösendes Ereignis	B Bewertungen, Gedanken, Einstellung – zu und über A	C Konsequenzen
Aktivierende Erfahrungen: Ich treffe morgens meinen Chef und er grüßt mich nicht.	B1: Irrationale Ideen, selbstschädigende Einstellung mit Abwerten der Person oder Katastrophisierung: Ich bin als Angestellter nicht gut genug, nicht so wertvoll wie meine Kollegen – deshalb grüßt mich mein Chef nicht. Ich arbeite ihm nicht gewissenhaft genug.	Gefühle /Emotionen zu B1 und Verhaltenskonsequenz: Verstimmung oder Depression, schwindendes Selbstwertgefühl, Traurigkeit.
	B2: Rationale Ideen, vernünftige Einstellung, Wünsche, Abneigung – oder Kameracheck (siehe Seite 16): Es wurmt mich, dass mein Chef mich nicht gegrüßt hat, aber deshalb bin ich noch lange kein schlechter Mensch. Wegen eines Gedankens ist meine Arbeitsleistung nicht schlecht und ich muss mich nicht schlecht fühlen. Wie ich mich fühle, habe allein ich in der Hand. Niemand, auch mein Chef nicht, kann das steuern.	Gefühle/Emotionen zu B2 und Verhaltenskonsequenz: Ich fühle mich gut.
Ziel: Wie will ich mich fühlen? Wie will ich mich verhalten?	Ich möchte mich gut fühlen, auch wenn andere meine Erwartungen nicht erfüllen. Ich will mich so verhalten, dass es mir auch in unangenehmen Situationen gut geht und mein Selbstwertgefühl nicht darunter leidet.	
D – Disputation von B1: Stimmt das? Wo ist der Beweis?	Wo ist der Beweis dafür, dass mein Chef mich absichtlich nicht gegrüßt hat, und vor allem dafür, dass er an meiner Arbeitsleistung zweifelt oder mich als Angestellten nicht akzeptiert?	
E – Ergebnis	Obwohl mich mein Chef nicht gegrüßt hat, fühle ich mich gut.	

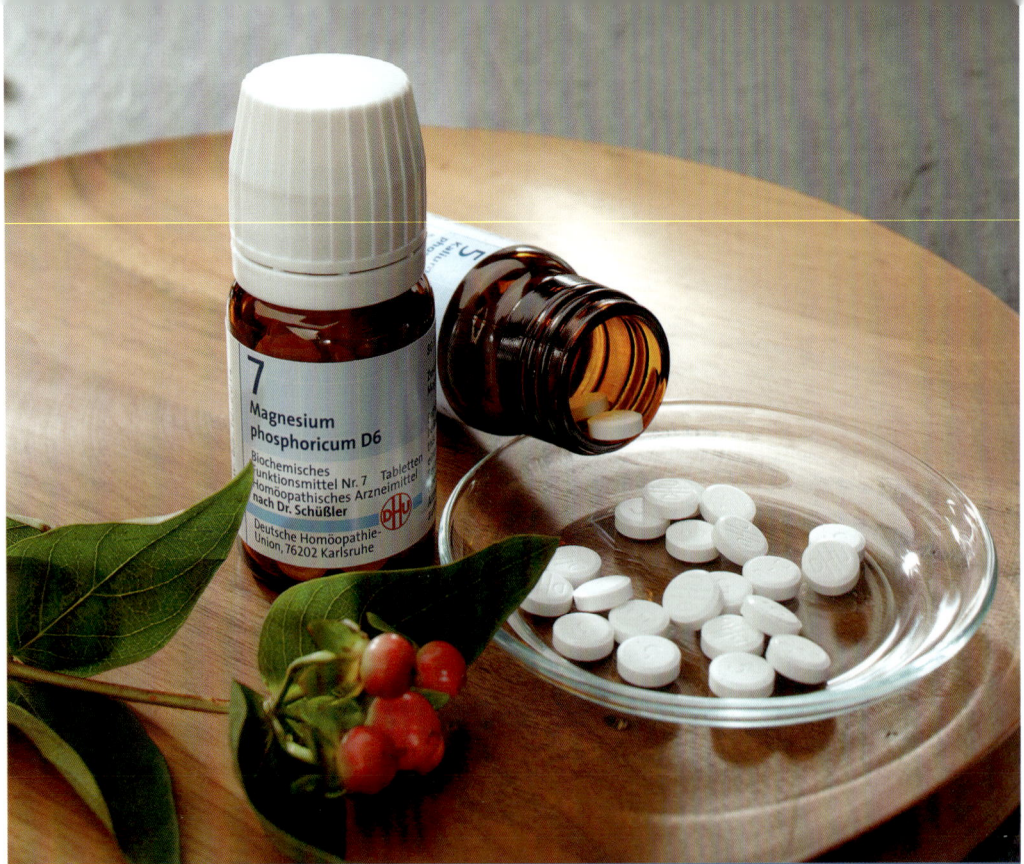

Heilsalze für
die innere Balance

Mineralsalze sind wichtige Heilmittel für die Seele, wenn diese aus dem Lot geraten ist. Schon lang ist in der Medizin bekannt, dass Magnesium und Zink bedeutende Aufgaben in Gehirn und Nervensystem bewerkstelligen und helfen, zur Ruhe zu kommen. Mineralsalze nach Dr. Schüßler unterstützen Sie dabei, Angststörungen zu überwinden oder stressbedingte Auswirkungen auf Körper und Seele zu reduzieren. Bei Depressionen vermögen Ihnen die Salze die innere Stabilität zurückzugeben.

Dr. Schüßlers Mineralsalze

Bei den Schüßler-Salzen handelt es sich um Mineralsalze, die – bis auf die zwölf Ergänzungssalze, für die es noch nicht ausreichend Erkenntnisse über ihr Vorhandensein im Körper gibt – natürliche Aufgaben im Körper haben und von uns mit der Nahrung aufgenommen werden müssen. Zum Beispiel regeln sie Stoffwechsel, Entwicklung, Aufbau und Regeneration. Ihr Erfinder ist der Oldenburger Arzt Dr. med. Wilhelm Heinrich Schüßler (1821–1898). Da er am Anfang seiner medizinischen Laufbahn homöopathisch arbeitete (siehe Info Seite 22), stellte er auch seine Mineralsalze nach den Regeln der Homöopathie (siehe Seite 26) her. Das bedeutet, dass die zur Verwendung kommenden Mineralstoffe schrittweise verdünnt werden.

Dr. Schüßler war ein Kind seiner Zeit – einer Zeit, in der man nur schwer mit psychischen Beschwerden umzugehen wusste. Als seelisches Leid kannte man Ängste, Melancholie, Depression oder Aggression. Und darauf beschränken sich die Hinweise des Altmeisters. Dennoch war sich Schüßler sicher, dass Erregungen im Gefühls- und Gedankenleben auf den Salzhaushalt wirken und ihn wie krankhafte Einflüsse durcheinanderbringen.

Die Möglichkeiten der zwölf Basis- und zwölf Ergänzungssalze bei seelischen Beschwerden sind dennoch größer und bedeutender, als es Dr. Schüßler selbst vermutete. Zu verdanken haben wir diese Erfahrungen und Beschreibungen vielen seiner Nachfolger, wie dem deutschen Biochemiker Dieter Schöpwinkel (1876–1946) und Dr. med. Paul Feichtinger, einem Internisten aus München, der sich als »biochemischer Hausarzt« bezeichnete und 1924 ein umfassendes Standardwerk zur Biochemie nach Dr. Schüßler verfasste, aber ebenso den Vertretern der Homöopathie. Einige der Funktionsmittel, wie die Schüßler-Salze ebenfalls genannt werden, kannte die klassische Homöopathie schon vor Schüßlers Veröffentlichungen, zum Beispiel Silicea (Nr. 11).

Erkenntnisse der Homöopathie nutzen

Obwohl die Homöopathen nach der Ähnlichkeitsregel vorgehen (siehe Seite 22) und nicht wie Dr. Schüßler nach physiologischen

SCHÜSSLER-SALBEN

Von den Schüßler-Salzen Nr. 1 bis Nr. 12 gibt es auch Salben. Sie helfen bei entzündlichen Prozessen der Haut, dringen aber auch in die Haut ein und können so zur Linderung von beispielsweise Muskel- und Gelenkbeschwerden beitragen.

DIETER SCHÖPWINKEL

Er war medizinischer Laie, erhielt aber für seine grundlegenden Arbeiten zur Mineralstofftherapie mehrere ausländische Doktorgrade und eine Professur in Indien.

HOMÖOPATHIE UND ÄHNLICHKEITSREGEL

Dr. Schüßler (1821–1898) arbeitete zunächst als homöopathischer Arzt, wandte sich nach der Entwicklung seiner eigenen Methode aber ganz von der Homöopathie ab.

In der Homöopathie, die von dem deutschen Arzt Dr. Samuel Hahnemann (1755–1843) begründet wurde, werden Stoffe, die in unverdünnter Form bestimmte Symptome im Körper auslösen, in hoch verdünnter Form genau gegen diese Symptome zur Heilung eingesetzt. So enthält zum Beispiel die Tollkirsche (*Atropa belladonna*) den Giftstoff Atropin und löst beim Verzehr Fieber, Druckgefühl im Kopf und Erweiterung der Pupillen aus. Zum Zweck der Heilung wird die Tollkirsche nach einer von Hahnemann vorgeschriebenen Methode schrittweise verdünnt. Da ihre Wirkung mit jedem weiteren Verdünnungsschritt an Dynamik, Kraft (Potenz) gewinnt, nannte er diesen Prozess »Potenzierung«. Ab einer bestimmten Verdünnung heilt das Homöopathikum Belladonna Symptome, die die unverdünnte Beere bewirkt. Darauf basiert die von Hahnemann beschriebene Ähnlichkeitsregel.

Abläufen im Körpergeschehen fragen, haben sie uns aufgrund von Arzneimittelprüfungen Erkenntnisse zu Charakter und seelischen Beschwerden geliefert. Unter anderem zählen die großen homöopathischen Ärzte Dr. Julius Mezger (1891–1976), Gilbert Charette (1878–1953) und Dr. William Boericke (1849–1929) zu ihnen. Mir ist klar, dass strenge Verfechter der Schüßlerschen Lehre die Verknüpfung von zwei Therapien, die Parallelen aufweisen, teils ablehnen. Ich bin aber der Meinung, dass alles Wissen zu einem Salz in die Beschreibung der Steckbriefe zum Wohle des Patienten einfließen soll. Diesem Anspruch möchte ich mit diesem Buch gerecht werden.

Wie die Schüßler-Salze wirken

Dr. Schüßler hatte festgestellt, dass durch krankhafte Reize der Mineralstoffhaushalt im Körper und in der kleinsten Lebenseinheit, der Zelle, gestört und blockiert wird. Dadurch treten Beschwerden auf, die Selbstheilung stagniert. Wörtlich sagte er: »Wenn ein pathogener Reiz eine Zelle berührt, so wird ihre Funktion davon anfangs verstärkt, weil sie sich bemüht, den Reiz abzustoßen. Verliert sie infolge dieser Tätigkeit einen Teil ihrer mineralischen Funktionsmittel (siehe rechts), so ist sie pathogen verändert.« Damit ist gemeint, dass erst ein krankhafter Einfluss (Verletzung, Stress) zur Störung des Mineralstoffgleichgewichts führt. Ist der Organismus nicht in der Lage, durch sein eigenes Heilbestreben diese Störung zu beseitigen, dann wird diese Störung mit gleichen Stoffen von anderer Stelle im Körper behoben. Schüßler-Salze regulieren solche Fehlfunktionen.

Wissenschaft bestätigt indirekt Dr. Schüßler

Am Beispiel der Mineralstoffe Magnesium und Zink hat dies inzwischen auch die Wissenschaft erkannt und ausführlich erforscht, wenngleich sie die Schüßler-Salze als Heilverfahren nicht akzeptiert und sich ebenso wenig damit befasst.

Kaliumphosphat gegen Herzbeschwerden durch Stress

Heute wissen die Mediziner, dass Störungen des Kaliumhaushaltes aufgrund einer Blockade der Mineralstoffkanäle in der Zelle, ausgelöst durch Stress (= krankhafter Reiz), zu Herzrhythmusstörungen führen können (Bild der Wissenschaft 1/2004). Dies ist also eine körperliche Störung mit nervlicher Ursache.

Dr. Schüßler empfahl bereits zu seiner Zeit bei Herzrhythmusstörungen Kalium phosphoricum D6 (wirkt auf Herzmuskel und Nerven) und durchbrach damit diese Zellblockade auf sanfte Weise. Die Beschwerden seiner Patienten verschwanden, allerdings nicht durch Unterdrückung einer Funktion, sondern durch Regulation des Salzhaushaltes.

Die Zellforschung stellt heute sogar eine Verbindung her zwischen Störungen im Körper- und Gefühlsleben und Funktionseinschränkungen der Zelle. Konkret geht es um bestimmte Rezeptoren (Strukturen zur Aufnahme von Reizen) an der Zellmembran, der Außenhülle der Zelle, auch Zellhäutchen genannt. Winzige Eiweißkörper (Peptide) übermitteln über einen chemischen Reiz Informationen an die Zelle. Dadurch erst können verschiedene Prozesse optimal ablaufen. Ärger und Stress beispielsweise führen zu Störungen dieser Peptid-Rezeptor-Reaktion. Als

FUNKTIONSMITTEL

Man nennt heute die Salze auch »Funktionsmittel«, denn ohne Mineralsalze wären lebenswichtige Funktionen im Körper nicht möglich. Sie erlauben Funktionen wie Stoffwechsel, Atmung oder Sekretion.

GESTÖRTE REGELKREISE

Sind normale Abläufe, sogenannte funktionelle Regelkreise, gestört, kommt es zu Beschwerden. Schüßler-Salze ermöglichen die Wiederherstellung der geregelten Ordnung im Körper.

Folge kann die Zelle nicht normal arbeiten, etwa bestimmte Stoffe nicht herstellen, es kommt zu körperlichen Beschwerden, ausgelöst durch seelisch-geistige Missstimmungen.

Schüßler-Salze durchbrechen gestörten Regelkreis

Durch die Einnahme von Schüßler-Salzen kann dieser gestörte Regelkreis (siehe links) durchbrochen werden, die Selbstheilung setzt ein. Das heißt, dass im Sinne der Natur geheilt wird: Der Körper erhält mit den Salzen einerseits lebenswichtige Mineralstoffe. Andererseits werden ihm Heilreize für die Selbstheilung vermittelt. Das bedeutet, dass Umlauf, Aufnahme und Verteilung der Salze (in erkrankte Organe, Gewebe und Zellen) zum Zweck der Heilung angeregt werden. Schüßler erkannte, dass Mineralstoffe, sollen sie in der kleinen Lebenseinheit der menschlichen Zelle wirken, verdünnt und fein zerkleinert sein müssen. Deshalb behielt er die Potenzierung der Salze aus seiner Zeit als Homöopath bei (siehe Seite 22).

Warum sind Salze wichtig?

In der Medizin heißt es: »Vor die Therapie haben die Götter die Diagnose gestellt.« Das gilt ebenso für die biochemische Mineralstoffbehandlung nach Dr. Schüßler: Ursachen von Krankheiten, Mineralstoffmangelerscheinungen und Störungen im Organismus müssen identifiziert, fehlgesteuerte oder nicht optimal ablaufende Funktionen erkannt werden. Die Gründe für das Entstehen von Krankheiten sind vielfältig. Sehen wir von Verletzungen oder Infektionskrankheiten ab, so können einseitige Ernährung, langjährige Verstopfung, Abwehrschwäche, Bewegungsmangel oder geistig-seelische Belastungen Ursachen für Beschwerden sein.

Gleichgewicht der Körpersalze

In der mittelalterlichen Medizin galt das Ungleichgewicht der Körpersäfte wie Blut, Galle oder Lymphe (Dyskrasie) als Krankheitsursache. Dadurch kann sich der Körper nicht mehr selbst regenerieren und nur durch Maßnahmen von außen geheilt werden. Verfahren wie Schröpfen und Aderlass sollten das Säftegleichgewicht wiederherstellen. Die Salze in unserem Körper kommen stets in Transportmedien wie Blut, Speichel, Lymphe, Galle, Bauchspeichel und Schleim als Ionen (geladene Teilchen) gelöst vor, deshalb ist ein Vergleich mit Körpersäften nachvollziehbar. Ohne diese Salzlösung, die sogenannte physiologische Salzlösung mit 0,9 Prozent Salzgehalt, können keine Lebensprozesse ablaufen, denn in einer Salzlösung fließt immer etwas Strom. Ohne diesen Aktionsstrom könnten weder Kalium- noch Natriumionen in die Zelle einströmen oder aus der Zelle austreten.

Mit Blick auf seelische, geistige und körperliche Beschwerden ist die Konzentration der Salze in einer Lösung aus der genannten elektrophysiologischen Sicht wichtig, nämlich für die Aufrechterhaltung eines Ruhepotenzials von 85 Millivolt im Körper. Dieses Potenzial benötigen wir für die Funktion von Gehirn und Nerven. Treten hier Blockaden auf, ist der Transport lebenswichtiger Mineralstoffe in die Zelle und aus ihr heraus gestört. Stress und Panik zum Beispiel können das Aktions- und Ruhepotenzial verändern. Die Folge: Normale Abläufe sind reduziert, Beschwerden entstehen.

Die Palette der Schüßler-Salze

Die Basis der Schüßler-Salz-Therapie bildeten anfangs zwölf Salze, die in den Organen und Geweben vorhanden sind. Bis zu seinem Tod war es Dr. Schüßler aber nicht möglich gewesen, die Funktion des zwölften Salzes zu klären – so verwarf er Calcium sulfuricum wieder. Dr. Schüßlers Nachfolger indes entdeckten, dass auch dieses Salz bedeutende Heileigenschaften besitzt, und nahmen es wieder in die Liste auf. Im Lauf der Jahre schritt die Mineralstoffforschung weiter voran. Ab Anfang des 20. Jahrhunderts nahmen Schüßlers Anhänger weitere Salze in die Therapie auf. Hervorgetan hat sich hier Dieter Schöpwinkel (siehe Seite 21); er forschte im Sinne Schüßlers und wertete internationale Forschungsarbeiten aus. Auch andere Kollegen befassten sich mit der Erweiterung der Heilmittel. Heute ergänzen und optimieren zwölf Ergänzungssalze die Mineralsalztherapie – auch bei seelischen Beschwerden sind sie von Bedeutung.

ENTDECKUNG DER MINERALSALZE

Am Aufbau des menschlichen Körpers sind viele Mineralsalze beteiligt. Dr. Schüßler entdeckte die Salze Nr. 1 bis Nr. 11, indem er die Asche menschlicher Gewebe, die er aus dem Krematorium bekam, analysierte.

Wie werden Schüßler-Salze hergestellt?

Die Mineralstoffe der Schüßler-Salze werden schrittweise nach dem homöopathischen Prinzip »verdünnt« (siehe unten). Dieser Herstellungsprozess wurde von Hahnemann als Potenzierung bezeichnet (siehe Info Seite 22). Ausgangsstoffe der homöopathischen Arzneimittel, die sogenannten Ursubstanzen, sind Pflanzen, Tiere, Mineralien, die verdünnt werden. Ursubstanz der Schüßler-Salze sind immer die »unverdünnten« Mineralsalze. Bei der Potenzierung von festen Ausgangsstoffen wie den Salzen wird der Mineralstoff mit Milchzucker in einem Mörser rhythmisch verrieben – und zwar jeweils ein Teil Mineralsalz mit neun Teilen Milchzucker. Diese Verdünnung in Zehnerschritten (Dezimalverdünnung) erkennt man im Namen am Zusatz »D« für dezimal, zum Beispiel Natrium chloratum D6. Die Zahl hinter dem D gibt das Verhältnis von Ursubstanz zu Trägerstoff (= Milchzucker) an. So bedeutet D1, dass Ursubstanz und Trägerstoff im Verhältnis von 1:10 stehen, die D1-Potenz enthält ein Zehntel der Ursubstanz. D2 bedeutet eine Verdünnung von 1:100, die D2-Potenz enthält ein Hundertstel der Ursubstanz. Bei den Schüßler-Salzen sind Dezimalpotenzen gebräuchlich. Silicea D12 bedeutet zum Beispiel, dass es sich um eine Potenzierung handelt, in der noch ein billionstel Teil Silizium vorhanden ist. Dr. Schüßler wählte dieses Verfahren, da es zu seiner Zeit kein anderes Aufbereitungs- und Verdünnungsverfahren gab. Das ist die einzige Gemeinsamkeit mit der Homöopathie (siehe auch Info unten).

NICHT ANERKANNT
Homöopathie und die Therapie mit Schüßler-Salzen werden wissenschaftlich nicht anerkannt. Bei den Salzen liegt es daran, dass sie wie die Homöopathika verdünnt werden, ihre Wirkung konnte Dr. Schüßler jedoch im Gegensatz zu homöopathischen Mitteln mit logischen Abläufen im Körper erklären.

Was sind Schüßler-Kuren?

Unter Schüßler-Kuren verstehe ich die kurmäßige, wochen- bis monatelange Einnahme eines oder mehrerer Salze. Ich habe die Kuren vor vielen Jahren entwickelt und die Salze mit weiteren Heilmitteln oder/und Heilmethoden kombiniert. Der Vorteil von Kuren ist, dass bestimmte Salze und andere Heilmittel speziell auf einen Beschwerdebereich zugeschnitten sind. Dadurch wird die Wirkung der Salze verstärkt.

Anwendung und Dosierung der Salze

Schüßler-Salze richtig einnehmen

Bei der Einnahme der Salze sollten Sie Folgendes beachten:

> Es ist wichtig, dass Sie die Tabletten im Mund zergehen lassen. Dies hat schon Dr. Schüßler seinen Patienten empfohlen. Er begründete dies damit, dass die Salze so ohne den Umweg über den Verdauungstrakt direkt über die Mundschleimhaut ins Blut gelangen und so schnell an den Krankheitsherd transportiert werden, wo sie dringend benötigt werden.

> Nehmen Sie immer nur eine Tablette in den Mund, denn nicht die Tablettenzahl, die Sie auf einmal einnehmen, ist wichtig, sondern die Häufigkeit der Einnahme. Jede Tablette setzt einen Heilreiz.

> Falls Sie die Tabletten in Wasser auflösen (siehe »Heiße Sieben«, Seite 28), beachten Sie, dass Sie jeden Schluck einige Sekunden im Mund belassen.

Schüßler-Salze richtig dosieren

Die Dosierung unterscheidet sich, je nachdem, ob die Beschwerden akut oder chronisch sind.

> Bei schnell einsetzenden, heftigen Beschwerden (akut) ist es wichtig, dass Ihnen schnell Hilfe zuteil wird. Deshalb gilt hier die Akutdosierung.

> Chronische Beschwerden haben sich langsam entwickelt, auch schleichend, und sind von längerer Erkrankungszeit geprägt. Hier liegt die Behandlungszeit über der bei akuten Beschwerden und es gilt die Regeldosierung (für chronische Beschwerden).

Die Dosierung unterscheidet sich darin, wie oft Tabletten eingenommen werden. Bei akuten Beschwerden muss anfangs öfter eine Tablette eingenommen werden (dafür ist der Zeitraum kürzer), bei chronischen Beschwerden seltener über den Tag verteilt – dafür eine längere Zeit wie Wochen, manchmal auch Monate. Werden Tabletten bei akuten Beschwerden oft eingenommen, setzen Sie damit häufige Heilreize, die schnell zur Besserung führen.

Akutdosierung bei akuten Beschwerden

Stresssituationen, Niedergeschlagenheit, Antriebsschwäche, plötzliche Angst und Unruhe sind akute Beschwerden. Nehmen Sie die Salze gleich bei den ersten Anzeichen ein: Schon nach einigen Stunden können Ihre Beschwerden abklingen. Lassen sie nach, genügt die Einnahme in größeren Abständen, etwa alle zwei bis drei Stunden.

Für die Einnahme gilt:

> Erwachsene und Kinder über zwölf Jahren nehmen alle 5 bis 15 Minuten eine Tablette.

> Kinder unter zwölf Jahren nehmen ein- bis zweistündlich eine Tablette.

> Für einen Säugling lösen Sie alle ein bis zwei Stunden eine Tablette in etwas Wasser auf und streichen den Brei auf die Lippen. Alternativ kann die stillende Mutter die Tabletten einnehmen (Einnahme dann wie für Erwachsene) – über die Muttermilch erhält das Kind das Salz.

Regeldosierung bei chronischen Erkrankungen und Kuren

Zu chronischen Beschwerden zählen Depressionen, lang andauernde Schlafstörungen, psychosomatische Beschwerden wie der Reizdarm und Angststörungen. Es handelt sich um Beschwerden, die nicht von heute auf morgen entstanden sind, sondern schleichend. Bei chronischen Beschwerden gilt die Regeldosierung.

Die Regeldosierung gilt immer dann, wenn bei den Beschwerden ab Seite 69 keine andere Dosierung angegeben ist und wenn Sie die Schüßler-Salze kurmäßig einnehmen.

Für die Einnahme gilt:

> Erwachsene und Kinder über zwölf Jahren nehmen drei- bis sechsmal täglich eine Tablette.
> Kinder unter zwölf Jahren nehmen drei- bis viermal täglich eine Tablette.
> Bei einem Säugling genügen zwei bis vier Tabletten – lösen Sie die Tabletten über den Tag verteilt in etwas Wasser auf und streichen Sie den Brei auf die Lippen.

Alternativ nimmt die Stillende die Tabletten ein (Erwachsenen-Dosierung).

Dosierung bei Kuren

Bei den meisten Kuren, die ich im Buch vorstelle, ist angegeben, wie Sie die Salze dosieren sollen. Finden Sie keinen Hinweis, gilt die Regeldosierung (siehe links).

»Heiße Sieben«

Mit dem Begriff »Heiße Sieben« ist die Auflösung von Tabletten in Wasser gemeint. Diese Anwendung galt ursprünglich für Nr. 7 Magnesium phosphoricum D6 (daher der Name »Heiße Sieben«). Nr. 7 ist ein krampf- und schmerzstillendes sowie beruhigendes Salz. In heißem Wasser aufgelöst, wirkt es schneller, weil sich die Schleimhautporen öffnen und der Wirkstoff so rasch ins Blut und in die Nerven- und Muskelzellen gelangt. Die »Heiße Sieben« kann ebenso bei anderen Salzen praktiziert werden, wenn schnelle Hilfe notwendig ist.

Für die Einnahme gilt:

> Erwachsene nehmen zehn Tabletten.
> Kinder nehmen fünf Tabletten.

Lösen Sie die Tabletten in einem Glas mit heißem Wasser auf und trinken Sie die Lösung schluckweise (jeden Schluck gut einspeicheln). Eine Wiederholung der «Heißen Sieben« ist bei akuten Beschwerden mehrmals täglich möglich.

Häufig gestellte Fragen zur Anwendung

Gibt es Wechselwirkungen mit anderen Medikamenten?

Bei der Einnahme von Schüßler-Salzen müssen Sie keine Wechselwirkungen mit anderen Medikamenten, auch nicht mit Psychopharmaka, befürchten. Schüßler-Salze vertragen sich mit allen anderen Medikamenten, die Sie einnehmen.

Wie lange sollte man die Schüßler-Salze einnehmen, damit man einen Erfolg oder eine Besserung erwarten kann?

Bei akuten Beschwerden ist oft eine kurzfristige Einnahme ausreichend, das können ein oder mehrere Tage sein. Bei chronischen Beschwerden ist es sinnvoll, die Salze zunächst für vier bis sechs Wochen anzuwenden. Für eine Konstitutionsbehandlung, also für die Stärkung körperlicher, seelischer und geistiger Schwachpunkte, ist eine Einnahme für drei bis sechs Monate empfehlenswert.

Gibt es Medikamente (chemische, homöopathische, pflanzliche sowie ätherische Öle), die die Wirkung der Schüßler-Salze verschlechtern oder aufheben können?

Die Schüßler-Salze wirken unabhängig davon, ob Sie ätherische Öle anwenden oder naturheilkundliche oder schulmedizinische Medikamente einnehmen.

Kann man Schüßler-Salze überdosieren?

Eine Überdosierung von Schüßler-Salzen kann dem Körper nicht schaden, wie es von chemisch-pharmazeutischen Präparaten

her bekannt ist. Nehmen Sie allerdings eine völlig unüblich hohe Menge ein, zum Beispiel 30 Tabletten auf einmal, kann der Milchzucker abführend wirken.

Darf man bei der Zubereitung der »Heißen Sieben« zum Umrühren einen Metalllöffel verwenden?

Das frühere Verbot, einen Metalllöffel zu verwenden, stammt nicht von Dr. Schüßler selbst, sondern wurde aus der Homöopathie übernommen. Ein Metalllöffel beeinflusst nicht die Wirksamkeit der Salzlösung, wie dies früher fälschlich behauptet wurde.

Was bedeutet bei der Einnahme der Tabletten »im Wechsel«?

»Im Wechsel« werden die Tabletten eingenommen, wenn ich mehrere für eine Beschwerde vorschlage. Damit meine ich, dass die Tabletten nicht gleichzeitig, sondern nacheinander eingenommen werden, also zum Beispiel erst eine Tablette der Nr. 3, dann eine der Nr. 4, dann wieder eine der Nr. 3.

Kann man alle biochemischen Salze als Schüßler-Drink einnehmen?

Dies ist nur bei den Basissalzen möglich, aber beachten Sie: 1. Trinken Sie von der zubereiteten Lösung möglichst oft über den ganzen Tag hinweg einen Schluck. 2. Lassen Sie jeden Schluck eine Weile im Mund, bevor Sie ihn schlucken. 3. Schütteln Sie die Flasche mit der Salzlösung vor jedem Schluck.

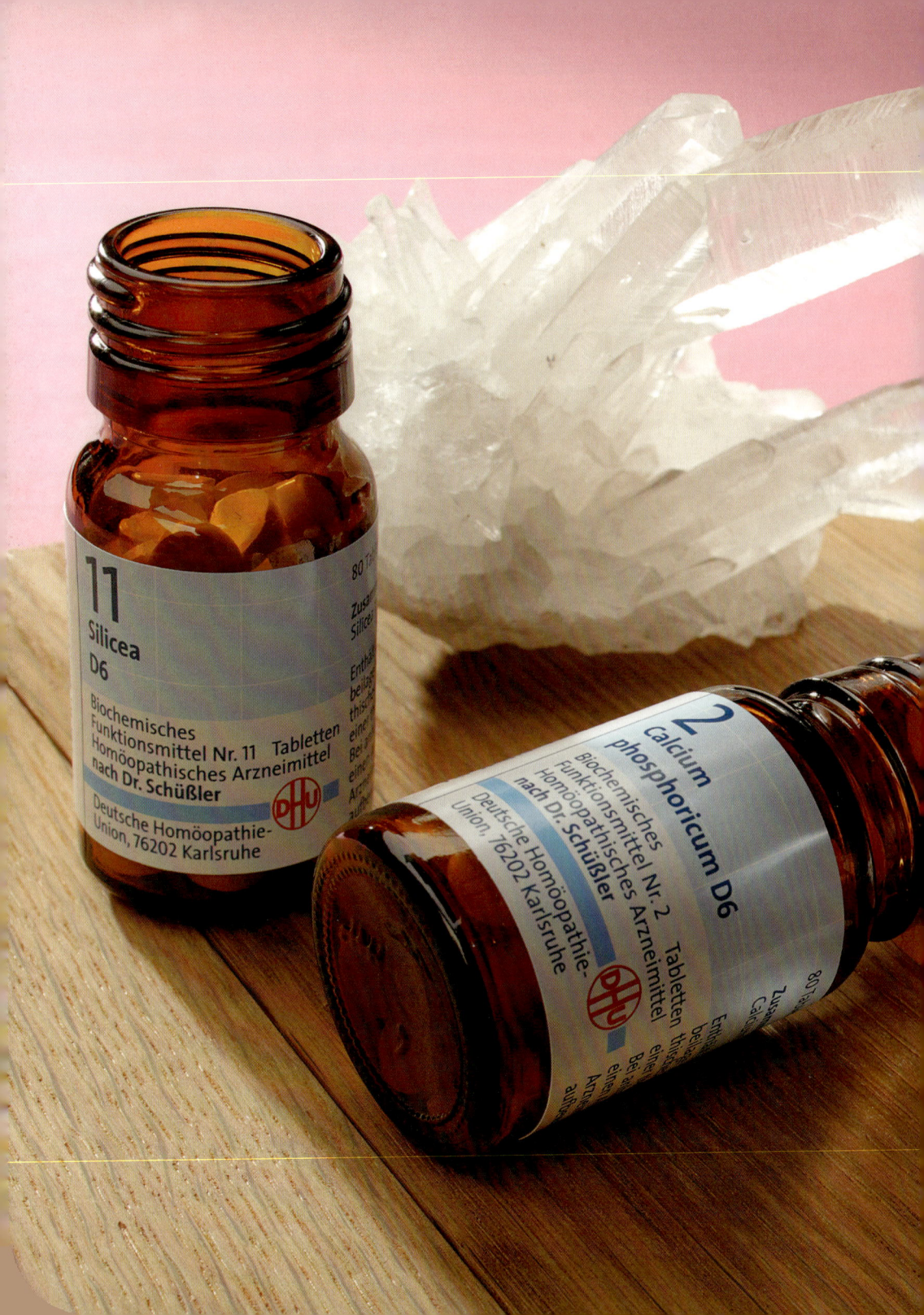

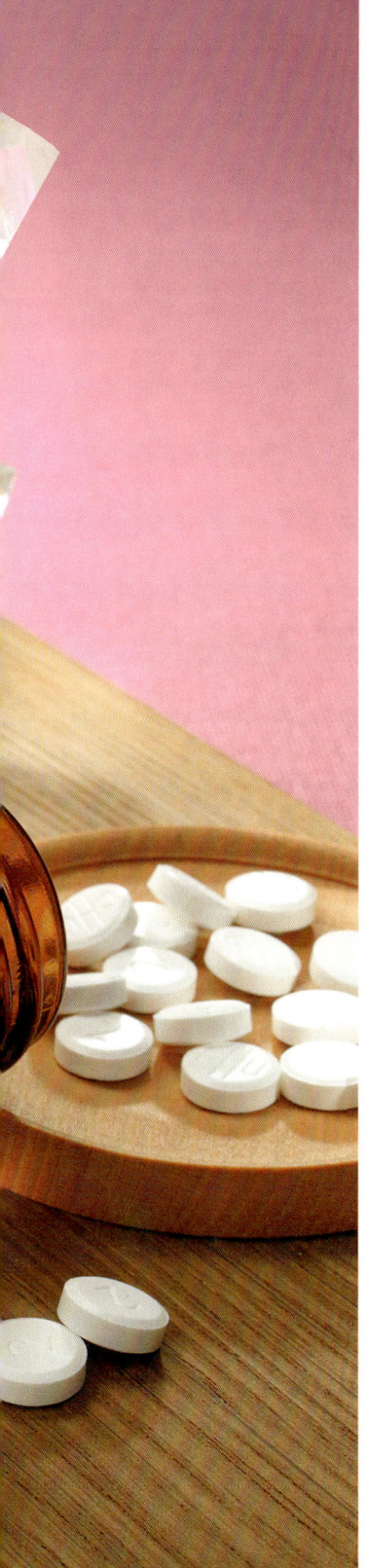

DIE MINERALSALZE IM ÜBERBLICK

In diesem Kapitel möchte ich Sie mit ausführlichen Beschreibungen der Salze für seelische Aspekte vertraut machen. In dieser Form sind die Salze noch nie in einem Schüßler-Buch beschrieben worden.

| Die seelischen Aspekte der Mineralsalze | 32 |
| Wie finde ich das richtige Schüßler-Salz? | 52 |

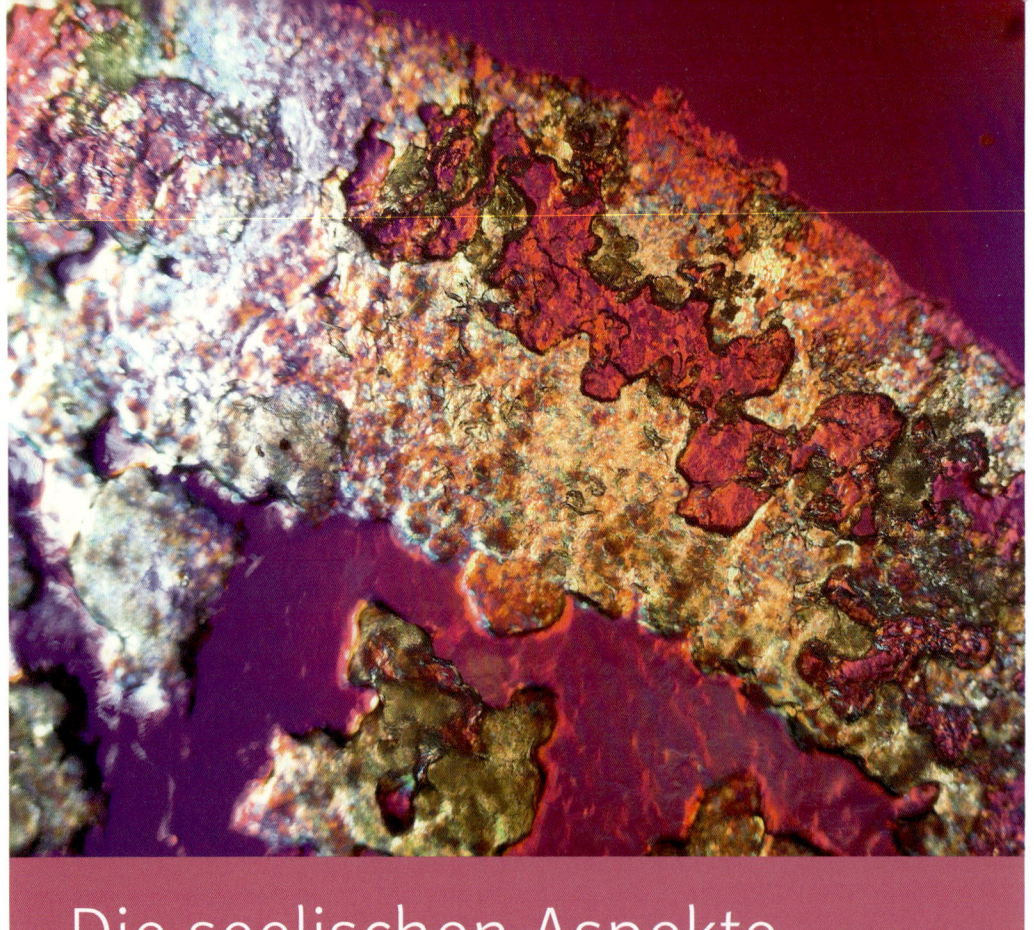

Die seelischen Aspekte
der Mineralsalze

Primär werden Schüßler-Salze bei körperlichen Beschwerden eingesetzt. Jedoch steckt in ihnen ein ebenso großes Potenzial bei seelischen Beschwerden – das ist weniger bekannt. Dr. Schüßlers Nachfolger sowie homöopathisch tätige Ärzte haben die Mineralsalze daraufhin geprüft, Beschwerden katalogisiert und erfolgreich ihren Patienten verordnet. Sie entdeckten, dass die Salze bei seelischen, geistigen und psychosomatischen Beschwerden helfen, und arbeiteten im Lauf der Jahre typische Merkmale heraus.

Erfahren Sie hier seelische und charakterliche Merkmale, bei denen die Salze helfen, psychosomatische Hinweise (siehe Seite 11) und lernen Sie die Salze unter ihrem geistigen Aspekt kennen.

Bitte beachten: Bei manchen Schüßler-Salzen lesen Sie scheinbar widersprüchliche Angaben – zum Beispiel »Aggression« und »friedliebend«. Das hängt damit zusammen, dass die Salze regulierend auf die verschiedenen Aspekte wirken. Außerdem werden Sie in einigen Steckbriefen Überschneidungen bei den Anwendungen feststellen, etwa »Ängstlichkeit« bei den Salzen Nr. 1, Nr. 2 und Nr. 3. Wählen Sie dann das Salz für sich aus, das mit den übrigen Merkmalen am besten zu Ihnen passt.

Nr. 1 Calcium fluoratum D12 (Kalziumfluorid)

Calcium fluoratum ist ein Salz mit vielfältigen Bezugsmöglichkeiten für seelische, psychosomatische und geistige Beschwerden.

Seelische und charakterliche Merkmale

Auffällig ist bei Calcium-fluoratum-Typen ihre Ängstlichkeit. Sie haben Angst, die Tagesaufgaben nicht zu bewältigen, und vor finanziellem Verlust. Doch auch Erwartungsangst ohne ersichtlichen Grund tritt auf. Es besteht das Bedürfnis nach Kontakt, Wärme und Zuwendung. Wer Calcium fluoratum als Heilsalz benötigt, fühlt sich oft bedrückt, depressiv – häufig ist eine generelle nervliche Empfindlichkeit und Schwäche erkennbar. Calcium-fluoratum-Personen sind oft unruhig, ungeduldig; sie sind reizbar, missmutig und lustlos und verlieren schnell die Lust an Unternehmungen. Sie reagieren empfindlich auf Kritik von anderen, sehen oft in Dingen das Negative und es herrscht bei ihnen ein Mangel an Ordnung. Sie sind unentschlossen und ihnen ist wichtig, was andere über sie denken.

Geistig-körperliche Hinweise

Hervorstechend ist die schnelle Erschöpfung bei geistiger Arbeit, ebenso Konzentrations- und Gedächtnisschwäche. Die Auffassungsgabe ist begrenzt – das heißt, man muss manche Sachen zweimal erklären oder sie müssen Sätze zweimal lesen, damit sie

NR.-1-TYPEN

Diesen Menschen sind Äußerlichkeiten wie Prestige wichtig (teures Auto, ausgefallene Kleidung) – Geld spielt eine große Rolle.

die Bedeutung verstehen. Körperliche Beschwerden, nervlich ausgelöst, sind Muskelzuckungen, Schlafstörungen (zwischen 2 und 5 Uhr), die Neigung zum Schwitzen und die Empfindlichkeit gegen helles Licht, Wärme, Lärm und Gerüche. Manchmal tritt plötzlich und anfallweise körperliche Erschöpfung auf.

Nr. 2 Calcium phosphoricum D6 (Kalziumphosphat)

NR.-2-TYPEN

Sie neigen zu Depressionen (etwa in der Pubertät) und seelischer Erschöpfung nach Krankheiten.

Calcium phosphoricum ist das Salz für die Regeneration nach Krankheiten, bei Schwäche und Erschöpfung. Für die psychische Betrachtung spielt der Aspekt Angst eine große Rolle.

Seelische und charakterliche Merkmale

Wie bei der Nr. 1 ist hier das Thema Angst auffällig. Dazu zählen die Angst vor Krankheit oder dass andere denken, man sei dumm, Angst vor dem Alleinsein, der Dunkelheit, der Zukunft und dem Tod. Nr.-2-Typen sind bedrückt, traurig ohne Grund, nervenschwach und sensibel. Sie machen sich ohne Anlass um Dinge Sorgen. Sie sind unentschlossen, ungeduldig, hektisch, unruhig bis hyperaktiv und schnell erregt. Sie reagieren spontan emotional auf Situationen, Personen oder Erinnerungen, die sie verändern möchten. Sie reagieren schnell zornig. Nach Ärger und Erregung sind sie zuweilen apathisch und ziehen sich zurück. Sie sind unzufrieden mit sich und anderen. Ihnen ist die Meinung anderer wichtig – deshalb sind sie kritikempfindlich. Sie möchten allein sein, sind energielos, gleichgültig, schreckhaft, andererseits lebhaft. Sie sind mitfühlend, misstrauisch, mutlos, phlegmatisch und möchten laufend Neues erleben.

Geistig-körperliche Hinweise

Konzentrations- und Gedächtnisschwäche sowie die Abneigung gegen geistige Arbeit, die ihnen schwerfällt, sind auffällig; sie haben Probleme, die Aufmerksamkeit auf etwas zu fixieren, manchmal begreifen sie schwer. Geistige Anstrengung führt zu körperlichen Symptomen. Oft treten Augenzucken, Muskelzuckungen oder nervöses Kribbeln auf. Kennzeichnend sind schnelle Ermüdung, Beklemmungsgefühle, nervöses Schwitzen durch Unruhe. Körperliche Symptome – zum Beispiel Bauchschmerzen – entstehen durch Kummer (Liebeskummer). Zu den psychosomatischen Symptomen zählen Herzklopfen, Schlafstörungen, Kopfschmerzen (wenn sie in die Entspannung kommen oder nach geistiger Anstrengung). Auffällig sind der Beschäftigungsdrang und die Wetterfühligkeit.

Nr. 3 Ferrum phosphoricum D12 (Eisenphosphat)

Ärger, Unruhe und Launenhaftigkeit stehen bei Ferrum-phosphoricum-Typen im Mittelpunkt. Es handelt sich um Personen, die unruhig sind und permanent denken.

Seelische und charakterliche Merkmale

Ängstlichkeit, oft mit Druckgefühl im Kopf, und ängstliche Erregung sowie Furcht sind hier ausgeprägt. Achten Sie auf die anderen Beschwerden, damit Sie für sich ein Salz zuordnen können. Nr.-3-Typen sind schnell erregt, gleichgültig, entschlusslos, nerven- und willensschwach, launisch und sie reagieren aggressiv bei Kleinigkeiten. Sie sind hysterisch, erröten schnell und überbewerten Nichtigkeiten, was sie dann wieder gedanklich quält. Sie sind anankastisch (siehe rechts), das heißt, sie leiden unter Zwängen. Sie sind hoffnungslos, was ihre Zukunft betrifft; sie zeigen mangelnde Aktivität, reagieren apathisch nach Aufregung – ebenso können sie depressiv sein. Andererseits entwickeln sie großen Ehrgeiz, sind redselig und energisch. Sie sind rechthaberisch, ihre Stimmung kann schnell wechseln, sie unterdrücken eigene Wünsche und Gefühle.

ANANKASMUS
Darunter versteht man das Unvermögen, eine zwanghafte Handlung oder Vorstellung, wie zum Beispiel den Wasch- oder Zählzwang, zu unterdrücken.

Geistig-körperliche Hinweise

Ferrum-phosphoricum-Typen haben Schwierigkeiten, die Gedanken zu sammeln (Konzentrationsstörungen). Sie sind unruhig durch permanentes Denken und schnell geistig erschöpft. Nervöse Einschlafstörungen mit nächtlicher Unruhe sind typisch, gleichzeitig die körperliche Erschöpfung sowie die Empfindlichkeit bei Gewitter und überempfindliche Sinne.

NR.-3-TYPEN
Sie reagieren überempfindlich und machen sich ständig Gedanken.

Nr. 4 Kalium chloratum D6 (Kaliumchlorid)

NR.-4-TYPEN
Ihr Pflichtbewusstsein ist besonders ausgeprägt. Oft reagieren sie verschlossen.

Im Vergleich zu den anderen Salzen gibt es bei Kalium chloratum relativ wenige Beziehungen zu Seele und Geist. Dennoch sind diese aussagekräftig und charakterisieren diesen Typ.

Seelische und charakterliche Merkmale

Nr.-4-Menschen neigen zu emotionalen Handlungen; sie sind ängstlich, mutlos und apathisch; sie reagieren schnell aufbrausend. Vom Typ her sind sie eher frostig, zugleich besteht eine seelisch-körperliche Mattigkeit. Sie besitzen großes Pflichtgefühl, zum Beispiel in der Rolle als Mutter; sie entwickeln schnell Selbstmitleid. Optimismus und Familiengefühl zeichnen sie aus. Unerwartet Auftretendes bekommen sie schwer unter Kontrolle.

Geistig-körperliche Hinweise

Gewissenhaftigkeit ist ihre Stärke bei geistiger Arbeit – das kann auch belastend für sie sein. Die Neigung zu Fettsucht (Kummerspeck) ist ausgeprägt, ebenso ein nervöser Magen. Seelische Probleme führen oft zu körperlichen Symptomen. Die Sinnesorgane sind überempfindlich (zum Beispiel gegen Geräusche).

Nr. 5 Kalium phosphoricum D6 (Kaliumphosphat)

Dieses Salz ist das wichtigste Mittel für die Psyche, und Dr. Schüßler favorisierte es bei seelischen Beschwerden. Er schrieb, dass alle Befindensstörungen durch Depression, wörtlich Niedergedrücktsein, charakterisiert sind.

FURCHT ODER ANGST?
Was ist der Unterschied zwischen Furcht und Angst? Furcht vor etwas Bestimmtem wie einer Spinne ist eine Abwehrreaktion, da man vermutet, dass davon eine Gefahr ausgeht. Angst richtet sich nicht auf oder gegen etwas Spezielles, sondern darauf, eine Gefahr zu vermeiden, die aber nicht unbedingt gegeben ist.

Seelische und charakterliche Merkmale

Charakteristisch für Nr.-5-Typen ist die Abneigung gegen Unterhaltung, ebenso die ängstliche und schwermütige Stimmung mit Antriebslosigkeit. Diese Menschen sind oft ärgerlich und angespannt. Bei den Ängsten finden wir unbestimmte und bestimmte Ängste wie Angst vor Dunkelheit und Alleinsein, Klaustrophobie (Furcht vor geschlossenen Räumen), Agoraphobie (Platzangst, zwanghafte Angst davor, allein über leere Plätze, Straßen zu gehen) oder Angst vor finanziellem Verlust, Krankheiten, Einbrechern und Tod. Bei panikartiger Angst (Panikattacken) ist die Nr. 5 das wichtigste Salz! Kalium-phosphoricum-Typen sind außerdem argwöhnisch, apathisch und ziehen sich nach Erregung in sich selbst zurück. Sie sind oft bedrückt, fühlen sich benommen, sind schnell deprimiert. Zudem sind sie empfindlich, gereizt und ruhelos; sie erröten schnell durch Gemütsbewegungen, sind nervlich erschöpft; sie sind gleichgültig gegenüber eigenen Angelegenheiten, aber auch bei anderen. Sie haben Interesse an Reisen, leiden aber an Heimweh. Sie sind willensschwach, hoffnungslos, hypochondrisch und hysterisch. Psychische und körperliche Probleme können als Folge von Kummer auftreten – vergangene Erinnerungen plagen. Sie sind mitfühlend, schnell erschöpft und mutlos, sehen oft nur das Negative, können aber ebenso pflichtbewusste Optimisten sein; sie sind innerlich verkrampft und machen sich häufig Sorgen um ganz alltägliche Dinge. Ihnen fehlt Selbstvertrauen und Selbstbewusstsein.

NR.-5-TYPEN

Sie neigen zu nervösen Schlafstörungen, Hysterie und Hypochondrie. Ihre Ängstlichkeit ist auffällig.

Geistig-körperliche Hinweise

Im Vordergrund stehen Aufmerksamkeits- und Gedächtnisstörungen, auch Geistesabwesenheit. An geistigen Aufgaben können Nr.-5-Typen schnell verzweifeln, und sie erscheinen ihnen wie eine schwere Last. Körperlich finden wir Erschöpfung, Übermüdung durch Tagesaufgaben, nervöses Luftschlucken (Aerophagie), Herzklopfen (auch mit Traurigkeit), Schlafstörungen (Aufwachen gegen zwei Uhr) oder Zuckungen. Weitere Auffälligkeiten: Muskelverspannung, sexuelle Schwäche (trotz Erregung); vegetative Dystonie (siehe rechts), Spannungskopfschmerz sowie überempfindliche Sinnesorgane.

VEGETATIVE DYSTONIE

Unter vegetativer Dystonie, vegetativem Syndrom oder psychovegetativem Syndrom versteht man eine vielfältige nervliche und körperliche Störung mit mehreren Ursachen. Die Diagnose wurde erstmals in den 1970-er Jahren erwähnt, als Ärzte bemerkten, dass immer häufiger Patienten kamen, die unter körperlichen Symptomen klagten, bei denen aber trotz genauer Untersuchungen nichts gefunden wurde. Die Beschwerden (Kopfschmerzen, Atemprobleme) treten auf der körperlichen Ebene auf – infolge einer Fehlregulation des vegetativen Nervensystems.

Nr. 6 Kalium sulfuricum D6 (Kaliumsulfat)

Dr. Schüßler hat bei der Nr. 6 die Ängstlichkeit beschrieben und erwähnt, dass den Nr.-6-Typen frische Luft wichtig ist, Beschwerden bessern sich dadurch.

Seelische und charakterliche Merkmale

Zu den bedeutsamen seelischen Zuständen zählen einerseits die Abneigung gegen Unterhaltung, Launenhaftigkeit, Gereiztheit und andererseits Ängste, wie den Verstand zu verlieren oder zu stürzen. Nr.-6-Menschen sind missmutig, erschöpft bis apathisch nach Erregung, sie sind bedrückt und anderen gegenüber »frostig«. Dann sind sie aber auch hilfsbereit und geben gern Liebe und Zuneigung; sie möchten andere froh machen. Sie sind pflichtbewusst, nervenschwach, weinerlich, ungeduldig und Stimmungsschwankungen unterworfen.

NR.-6-TYPEN
Frische, kühle Luft verbessert ihren Zustand. Deshalb schlafen sie oft bei offenem Fenster.

Geistig-körperliche Hinweise

Aufgrund ihres Pflichtbewusstseins versuchen sie ihre Arbeit korrekt zu verrichten – es belastet sie, wenn sie es nicht schaffen. Sie haben große Esslust, vor allem auf Süßes. Sie verlangen nach Luft – in geschlossenen Räumen geht es ihnen schlechter. Sie schwitzen und der Schweiß riecht übel. Warme Temperaturen verschlechtern ihr Befinden.

Nr. 7 Magnesium phosphoricum D6 (Magnesiumphosphat)

Neben Kalium phosphoricum ist Magnesium phosphoricum das große Salz, das auf viele seelische und psychosomatische Beschwerden beruhigend wirkt. Hektik, Nervosität und Unruhe sind wichtige Kennzeichen für diese Menschen.

Seelische und charakterliche Merkmale

Unruhezustände sind für Magnesium-Menschen typisch; dazu zählen Affektivität und Aggressivität. Sie leiden aber auch unter Ängsten, etwa andere zu enttäuschen, Angst vor Gewitter, finanziellem Verlust oder davor, etwas Falsches zu sagen. Auch Panikstörungen kommen vor. Sie sind hastig und nervös und haben das Bedürfnis nach Kontakt. Typische Beschwerden sind Depressionen (auch mit Aggression). Zu ihren Charaktermerkmalen zählt Eigensinn. Die innere Erregung ist besonders ausgeprägt in angespannten Situationen. Dabei kommt es zum schnellen Erröten. Magnesium-phosphoricum-Typen sind an sich friedliebende Menschen. Sie leiden unter dem Gefühl der Einsamkeit. Heimweh kann sehr ausgeprägt sein, obwohl diese Menschen gern reisen; sie jammern über ihr Schicksal und haben ein ausgesprochenes Kontaktbedürfnis; sie möchten Gedanken und Gefühle austauschen, sind redselig, aber auch schweigsam; sie sind nervenschwach und gehen Streit aus dem Weg; sie leiden nervlich sehr unter Stress, haben schreckhafte Träume, sind manchmal überempfindlich; sie sind innerlich verkrampft – mental, emotional und physisch; sie sind zurückhaltend, um nichts Falsches zu sagen; sie unterdrücken Zorn und leiden unter Zwangsstörungen (siehe Anankasmus, Seite 35).

Geistig-körperliche Hinweise

Diese Menschen können nicht lernen, da das Gehirn »müde« ist, wie sie sagen; sie leiden unter Konzentrations- und Gedächtnisschwäche und sind oft unfähig, klar zu denken. Organische Unruhezustände zeichnen diese Menschen aus: nervöse Muskelzuckungen, Zittern, Globusgefühl, nervöse Ein- und Durchschlafstörungen, krampfhaftes Gähnen. Sie sind empfindlich gegen Kälte, leiden unter nervösem Hautjucken und Herzklopfen, Kitzelhusten oder unter einem nervösen Magen. Sie sind lichtscheu, tagsüber schläfrig und neigen dazu, ihre Nägel zu kauen. Aufgrund von Anspannung tritt Schluckauf auf; auch Schwindel kann dadurch entstehen, ebenso Ohrenschmerzen. Viele Beschwerden lassen sich der Vegetativen Dystonie (siehe Seite 37) zuordnen.

HEIMWEH

Bei Heimweh hat sich diese Kombination in meiner Praxis bewährt: Nehmen Sie morgens das Salz Nr. 5 Kalium phosphoricum D6 und nachmittags oder abends Nr. 7 Magnesium phosphoricum D6 – jeweils als »Heiße Sieben« (Seite 28). Dadurch bessern sich die durch Heimweh entstandenen Beschwerden.

NR.-7-TYPEN

Sie liegen nachts oft wach, weil das Tagesgeschehen sie verfolgt. Typisch für sie ist schnelles Erröten.

Nr. 8 Natrium chloratum D6 (Natriumchlorid)

Natriumchlorid beeinflusst in der körperbezogenen Zuordnung an erster Stelle krankhaft bedingte Störungen des Wasserhaushalts. Bei den seelischen Beschwerden finden wir diesen Zusammenhang wieder: Viele Symptome sind mit Weinen verbunden.

Seelische und charakterliche Merkmale

Natrium-chloratum-Menschen sind emotionale, oft ärgerliche Personen, die gern allein sein wollen; sie haben Angst vor Gewitter, vor der Zukunft und Angst, den Verstand zu verlieren. Sie sind antriebslos, benommen, apathisch und bekommen ihre Beschwerden häufig nach Schreck und Ärger. Sie leiden unter Depressionen mit Weinen, sind nervlich empfindlich, aber auch frostig und steigern sich in unangenehme Gedanken hinein. Ihre Gemütsausbrüche sind leidenschaftlich; sie sind gleichgültig, hastig, hoffnungslos, hypochondrisch, introvertiert und jammern. Es fällt ihnen schwer, Kummer zu überwinden. Sie sind labil, bei ihnen wechselt schnell die Stimmung und sie leben gern in der Vergangenheit. Sie sind nachtragend, ungeschickt, schnell niedergeschlagen, pessimistisch, rachsüchtig, schweigsam, aber ebenso redselig. Trost verschlimmert ihr Befinden.

Geistig-körperliche Hinweise

Auffällig bei Nr.-8-Typen ist, dass sie geistesabwesend und schnell geistig erschöpft sind; rasch haben sie das Gefühl, überarbeitet zu sein. Das Denken fällt ihnen schwer, und sie verdrehen die Worte. Sie leiden unter Gedächtnisverlust, Konzentrationsschwäche, jede geistige Anstrengung verschlimmert ihr Befinden.

Sie sind auch körperlich erschöpft und müssen zwanghaft gähnen; der Schlaf ist unruhig. Wenn diese Menschen krank sind, fällt die deutliche Lethargie (Schläfrigkeit) auf.

Nr. 9 Natrium phosphoricum D6 (Natriumphosphat)

Natrium phosphoricum wird bei Beschwerden eingesetzt, die mit übermäßiger Säure zu tun haben. Dazu zählen Harnsäure (Gicht),

Verdauungsschwäche von Fettsäuren und Unverträglichkeit von Milchsäure. Der Volksmund sagt »jemand reagiert sauer« – auch das passt hierher.

Seelische und charakterliche Merkmale

Natrium-phosphoricum-Menschen sind ärgerlich und bei Kleinigkeiten aufbrausend, andererseits sind sie ängstlich (unbestimmte Ängste sowie Angst vor Dunkelheit). Sie fühlen sich antriebslos und nervenschwach und haben das Bedürfnis nach Kontakt zu Freunden. Sie sind melancholisch und leiden unter Depressionen, sind ehrgeizig, feinfühlig und hoffnungslos, was ihre Zukunft betrifft. Kummer behalten sie für sich und denken, für alles eine Lösung finden zu müssen; sie sind nervös, schreckhaft, schüchtern; sie erwarten, dass andere sanft mit ihnen umgehen.

Geistig-körperliche Hinweise

Das Denken fällt ihnen schwer, sie leiden unter Gedächtnisverlust, und manchmal haben sie Schwierigkeiten, etwas zu verstehen. Die Sinnesorgane sind überempfindlich; außerdem sind sie empfindlich gegen Gewitter und Kälte.

NR.-9-TYPEN
Sie reagieren schnell sauer und aufbrausend. Über Kleinigkeiten machen sie sich quälende Gedanken.

Nr. 10 Natrium sulfuricum D6 (Natriumsulfat)

Charakteristisch für Natrium sulfuricum ist, dass seelische Probleme wie Depressionen nach körperlichen Traumen (Trauma = griech.: Wunde, Verletzung) auftreten (nicht zwingend) – vor allem nach Wirbelsäulen- und Kopfverletzungen.

Seelische und charakterliche Merkmale

Natrium-sulfuricum-Typen haben ein schwaches Nervensystem und die nervlichen Beschwerden sind stärker ausgeprägt, wenn gleichzeitig Leber-Galle-Probleme bestehen. Sie haben Angst vor kommenden Ereignissen, sind gleichgültig, launisch, mürrisch, lebensüberdrüssig und melancholisch – wobei Musik die Traurigkeit verstärkt. Sie fühlen sich niedergeschlagen, sind schweigsam, schläfrig und erschöpft. Sie übernehmen gern Verantwortung für andere, sind verzagt und verdrossen nach Auseinandersetzungen.

NR.-10-TYPEN
Sie neigen zu trüben Gedanken und Melancholie. Sie sind schnell verstimmt.

Geistig-körperliche Hinweise

Es besteht die Unfähigkeit zum Denken sowie Konzentrations- und Gedächtnisschwäche. Körperlich-seelische Beschwerden sind Bettnässen, Kopfschmerzen, Schwäche und Wetterfühligkeit.

Nr. 11 Silicea D12 (Siliziumdioxid)

NR.-11-TYPEN
Silicea-Menschen wachen schon mit ihrer Angst, etwa vor Krankheiten oder Misserfolg, auf und empfinden dabei erschwerte Atmung.

Silicea ist durch Angst vor spitzen Gegenständen (Nadeln) gekennzeichnet. Dieses Merkmal ist hilfreich. Ein weiteres ist die Eigensinnigkeit der Silicea-Typen.

Seelische und charakterliche Merkmale

Bei Silicea-Typen ist die Angst häufig mit körperlichen Symptomen verknüpft. Ängste entstehen aus heiterem Himmel – zum Beispiel die Angst vor Krankheiten, vor Misserfolg oder Erwartungsangst vor neuen Situationen; außerdem fürchten sie sich vor Geräuschen. Sie sind apathisch, zum Beispiel nach Erregung, und aufbrausend beim leisesten Geräusch; sie sind melancholisch oder entwickeln erst in den Wechseljahren oder im Alter Depressionen. Sie leiden unter nervlicher Erschöpfung und sind ärgerlich, reizbar und ruhelos. Sie machen sich Gewissensbisse um Kleinigkeiten; sie reagieren schnell lebensüberdrüssig, sind misstrauisch, mutlos, suchen in allem das Negative. Silicea-Typen sind schüchtern, haben mangelndes Selbstvertrauen und sind unentschlossen, nachgiebig, überempfindlich, leiden unter Versagensangst, sind wankelmütig, weinerlich, widerspenstig, zerstreut und ertragen keinen Widerspruch. Silicea zählt zu den Mitteln mit großem Wirkungsspektrum (= Polychrest) und eignet sich als Reaktionsmittel, wenn Heilblockaden vorliegen.

Geistig-körperliche Hinweise

Geistige Arbeit verschlimmert die Gemütssymptome und strengt an, so fühlt sich der Silicea-Typ schnell erschöpft. Außerdem hat er Aufmerksamkeitsprobleme – das Denken fällt schwer, auch das Gedächtnis ist schwach. Körperlich-seelische Beschwerden sind Kopfschmerz, Kribbeln am Körper, Schlafstörungen, Schreckhaftigkeit, Schwitzen, überempfindliche Sinne und Zuckungen.

Nr. 12 Calcium sulfuricum D6 (Kalziumsulfat)

Nur wenige seelische Hinweise sind bei dem Salz Calcium sulfuricum zu finden.

Seelische und charakterliche Merkmale

Calcium-sulfuricum-Typen ist der Eindruck, den sie auf andere machen, wichtig. Sie ziehen sich zurück, wenn sie von Menschen enttäuscht wurden, sind schüchtern und unsicher. Ansonsten ist auffällig, dass sie ein ausgeprägtes Bedürfnis nach Anerkennung haben, außerdem zu Aggression und Eifersucht neigen.

Geistig-körperliche Hinweise

Calcium-sulfuricum-Typen strengen sich im Berufsleben an, um ihre Anforderungen zu erfüllen. Sie sind schnell körperlich erschöpft. Sie reagieren empfindlich auf heiße Temperaturen.

NR.-12-TYPEN

Ihnen ist wichtig, dass sie von anderen anerkannt werden und dass man eine gute Meinung von ihnen hat.

Nr. 13 Kalium arsenicosum D6 (Kaliumarsenit)

Hervorstechend ist bei diesem Salz die Reizbarkeit mit allgemeiner Unruhe. Joachim Broy, Buchautor, Heilpraktiker und einer meiner Lehrer (siehe Seite 44), sieht bei Kalium arsenicosum die stark reduzierte Lebenstätigkeit des Nervensystems. Dies führt zu Depressionen. Die Nr. 13 wirkt dämpfend auf nervliche Reizzustände.

Seelische und charakterliche Merkmale

Nr.-13-Typen neigen zu Depressionen mit schweren Angstanfällen (das Salz unterstützt die ärztliche Behandlung). Außerdem hilft das Salz bei Gereiztheit, Ruhelosigkeit, Nervosität, Stressbeschwerden, Eifersucht, Empfindlichkeit und Ärgerlichkeit.

Geistig-körperliche Hinweise

Es treten geistige Erschöpfung und Schwäche sowie Denkblockaden aufgrund von Stresssituationen auf. Körperliche Symptome sind Ein- und Durchschlafstörungen sowie überempfindliche Sinne, vor allem Unverträglichkeit von Lärm.

NR.-13-TYPEN

Sie sind unruhig, leicht gereizt und neigen zu Schlafstörungen.

Nr. 14 Kalium bromatum D6 (Kaliumbromid)

Kaliumbromid wurde schon im 19. Jahrhundert in der Medizin als beruhigendes Nervenmittel eingesetzt, auch in der Biochemie ist die Hauptanwendung der Bereich Unruhe. Dieses Salz kann aber auch bei Apathie und Anlaufschwierigkeiten anregend wirken und hilft gut bei altersbedingten seelisch-geistigen Problemen.

Seelische und charakterliche Merkmale

Nr.-14-Typen leiden unter Traurigkeit, Trübsinn, Benommenheit, Stimmungsschwankungen, Depressionen, Unruhe (sie müssen sich immer körperlich beschäftigen), Erregung, Stressfolgen, Nervenschwäche. Nach Joachim Broy (siehe unten) ist dieses Salz ein Beruhigungsmittel; es mindert die Sinneserregung und reduziert die Reizaufnahme – das heißt, es wirkt bei Reizen wie Lärm beruhigend. Weitere Beschwerden, die zu diesem Salz passen, sind Angst, Schreckhaftigkeit, Nervosität, Manie und manisch-depressive Zustände (unterstützend zur psychiatrischen Behandlung), sexuelle Unlust, sexuelle Überreizung, des Weiteren Lebensüberdruss, auch Verfolgungsangst und religiöse Wahnideen.

Geistig-körperliche Hinweise

Nr.-14-Typen zeigen Desinteresse an geistiger Arbeit, haben Probleme, sich in Worten auszudrücken; sie sind geistig übermüdet.

JOACHIM BROY

Joachim Broy (1921–2003) studierte Biotechnik und ließ sich nach dem Krieg zum Heilpraktiker ausbilden. Er setzte sich besonders für die Biochemie nach Dr. Schüßler ein und gründete den Arbeitskreis für praktische Biochemie. Den Schüßler-Salzen und Ergänzungsmitteln fügte er weitere Salze hinzu.
Von 1960 bis 1999 war Broy Lehrer an der Heilpraktiker-Fachschule München. In zahlreichen Veröffentlichungen und Büchern über verschiedene Bereiche der Naturheilkunde stellte er sein Wissen und seine Erfahrung zur Verfügung.

Sie leiden an Gedächtnisschwäche bei Depressionen, Nachlassen der geistigen Kraft im Alter, Schlaflosigkeit, nächtlichem Aufschrecken, unruhigem Schlaf, Sehstörungen, Bettnässen, Zittern der Hände, Impotenz.

Nr. 15 Kalium jodatum D6 (Kaliumjodid)

Dieses Salz wirkt regulierend auf reduzierte oder überschießende Emotionen; es besänftigt und gleicht bei Unruhe aus.

Seelische und charakterliche Merkmale

Kalium-jodatum-Typen sind reizbar, oft schlecht gelaunt, schnell erregt und ruhelos, zuweilen sehr temperamentvoll; auch emotionale Ausbrüche kommen bei ihnen vor. Wenn sie zur Ruhe kommen, sind diese Menschen matt und erschöpft. Sie sind oft traurig und ängstlich, andererseits können sie hart, schroff und böse sein, auch rachsüchtig.

Geistig-körperliche Hinweise

Geistige Arbeit, die ihnen nicht liegt, macht sie reizbar und ungehalten. Wenn sie arbeiten, sind sie unruhig und können sich schlecht konzentrieren. Körperlich-seelisch dominieren Schlaflosigkeit und gleichzeitig Schlafsucht sowie Abmagerung ohne erkennbaren Grund.

NR.-15-TYPEN
Sie haben Schwierigkeiten, in den Schlaf zu finden, obwohl sie erschöpft sind. Ihre Zustände bessern sich an der frischen Luft.

Nr. 16 Lithium chloratum D6 (Lithiumchlorid)

Seit Ende des 19. Jahrhunderts wird Lithium wegen seiner antidepressiven Wirkung in der Medizin bei Depressionen eingesetzt und hier vor allem bei manisch-depressiven Patienten. Ärzte, die diese hochdosierte Lithium-Therapie ablehnten, da sie auch Nebenwirkungen entfaltet, rieten zu Trinkkuren mit Lithium-reichen Heilwässern. Generell wirkt Lithium ausgleichend, beruhigend und aggressionsdämpfend (deshalb bei Manie) auf das Nervensystem. Die antidepressive Wirkung entfaltet sich meiner Erfahrung nach bei niedrigen Potenzen (siehe Seite 26) wie D3 bis D6, die D3 gibt es aber nicht als Schüßler-Salz. Gegebenenfalls muss hier auf ein homöopathisches Lithiumpräparat (Lithi-

NR.-16-TYPEN
Sie neigen zu Depressionen und Melancholie. Auch sind sie zerstreut und vergesslich.

um carbonicum) ausgewichen werden. Joachim Broy (siehe Seite 44) empfiehlt aufgrund seiner Erfahrungen, Kalium- und Lithiumsalze nicht zeitgleich zu geben.

Seelische und charakterliche Merkmale

Im Vordergrund stehen Melancholie und Erschöpfung; nervliche und körperliche Unruhe, Angst, Nervenschwäche, Depressionen (auch in Schüben auftretend).

Geistig-körperliche Hinweise

Nr.-16-Typen sind zerstreut, vergesslich, manchmal haben sie das Gefühl, geistig »benebelt« zu sein. Sie neigen zu mangelnder Ausscheidung von Harnstoff und zu Ablagerungen von Harnsäure (Gicht). Nach Joachim Broy (siehe Seite 44) stehen seelische Leiden in Zusammenhang mit Harnsäureproblemen, er hat festgestellt, dass sich seelische Beschwerden bessern, wenn Harnsäure und Stoffwechselschlacken ausgeschieden werden. Zu den Beschwerden, bei denen dieses Salz hilft, zählen noch Tagesschläfrigkeit, Schlafstörungen und Abmagerung.

Nr. 17 Manganum sulfuricum D6 (Mangansulfat)

Mangansulfat zählt zu den tonisierenden Salzen. Es wirkt in der D12-Potenz intensiver bei Nervenerkrankungen.

Seelische und charakterliche Merkmale

Das Salz hilft bei manisch-depressiven Zuständen (unterstützend zur ärztlichen Behandlung), Nervenschwäche, bei Angst, beklemmenden Träumen, Traurigkeit, Missmut. Nr.-17-Typen sind gereizt, oft niedergeschlagen. Sie möchten gern allein in der Stille sein. Auffällige Merkmale sind noch Unruhe bis zur Hyperaktivität sowie Depressionen. Oft stellt sich unwillkürlich Lachen und Weinen ein.

Geistig-körperliche Hinweise

Dieses Salz passt bei Dementia präcox. »Demenz« ist der Oberbegriff für den Verlust erworbener intellektueller Fähigkeiten, vor allem des Gedächtnisses. Es stellen sich Denk-, Wahrnehmungs- und Wortfindungsstörungen ein. Die Veränderung kann langsam fortschreiten (wie bei der Alzheimer-Krankheit). »Präcox« heißt, dass die Beschwerden frühzeitig auftreten – vor dem Alter, in dem sie sich üblicherweise einstellen. Weitere Beschwerden sind Müdigkeit, Erschöpfung, Überempfindlichkeitsreaktionen (Allergien), Störungen der Bewegungskoordination; nervöses Herzklopfen; Lernstörungen.

Nr. 18 Calcium sulfuratum Hahnemanni D6 (Kalziumsulfid)

Die fortgesetzte nervöse Erregung ist ein Indiz für das Salz Nr. 18. Nervliche Erregung kann durch Mobbing am Arbeitsplatz, Stress oder durch Nachtarbeit entstehen. Joachim Broy (siehe Seite 44) schreibt, dass die Gehirnnerven durch »übermäßige Säure« gereizt werden. Deshalb ist es von Bedeutung, dass die Ausscheidung von Stoffwechselschlacken angeregt wird – auch das bewerkstelligt dieses Salz.

Seelische und charakterliche Merkmale

Kennzeichen des Nr.-18-Typs sind nervöse Erregung mit oft hastiger Sprache sowie ein überempfindliches und gereiztes Nervensystem. Generell sind es Personen, die reizbar sind (jede Kleinigkeit kann sie ärgern); sie sind jähzornig. Weiterhin auffällig sind Ängstlichkeit, nervliche Erschöpfung, Trübsinn, Traurigkeit und Unzufriedenheit mit sich selbst. Diese Menschen leiden unter seelischen Qualen, vor allem abends.

Geistig-körperliche Hinweise

Geistige Arbeit kann schnell zur Erschöpfung, aber auch zur Reizbarkeit führen. Körperlich-seelische Merkmale sind Erschöpfung, Müdigkeit, Infektanfälligkeit aufgrund seelischer Belastung. Die Verbindung Seele-Immunsystem wird hier deutlich (siehe Seite 12).

NEUE SCHÜSSLER-SALZE

In den letzten Jahren wurden weitere Salze als »Schüßler-Salze« aufgenommen, etwa Aurum chloratum (Gold). Sie zählen nicht zu den offiziellen Schüßler-Salzen und differieren in ihrer Wirkungsbeschreibung. Deshalb habe ich sie in diesem Ratgeber nicht berücksichtigt.

NR.-18-TYPEN

Sie sind seelisch überempfindlich, vor allem abends, und neigen zu Traurigkeit.

Nr. 19 Cuprum arsenicosum D6 (Kupferarsenit)

Dieses Salz wird biochemisch zur »Nervenumstellung« eingesetzt – das heißt, wenn eine Veränderung der seelischen Situation zum Positiven bewirkt werden soll.

Seelische und charakterliche Merkmale

Cuprum-arsenicosum-Personen fühlen sich schlaff, nervös und reizbar; sie sind unruhig, leiden unter Nervenschwäche, sind überempfindlich, wenig belastbar und haben »fixe Ideen«. Oft kommt es spontan zur Erregung (ohne für andere erkennbaren Grund). Kennzeichnend sind noch Angst sowie Melancholie, ebenso Gleichgültigkeit und Ruhelosigkeit. Nr.-19-Typen fühlen sich durch ihre Probleme, durch Beanspruchung so bedrängt, dass sie meinen, keine Luft mehr zu bekommen.

Geistig-körperliche Hinweise

Typisch ist geistige Erschöpfung durch Überanstrengung. Körperlich sind auffällig Zittern, Nachtschweiß, Schlafstörungen (schlaflos aufgrund großer Erregung und Angst); Erschöpfung, spastische Reaktionen (Muskelkrämpfe), Abwehrschwäche aufgrund seelischer Belastung, Appetitlosigkeit.

Nr. 20 Kalium Aluminium sulfuricum D6 (Kalium-Aluminium-Sulfat, Alaun)

Eine herausragende Eigenschaft der Kalium-Aluminium-Sulfat-Typen ist, dass sie oft gedrückt und traurig sind, ohne dass sie wissen warum. Sie können immerzu weinen.

Seelische und charakterliche Merkmale

Ängstlichkeit ist ein typisches Merkmal, ebenso die Traurigkeit. Ein gestörtes Urteilsvermögen ist für andere auffällig. Diese Personen sind nervös, haben angstvolle Träume, leiden unter Zwangsvorstellungen, haben »fixe Ideen«; sie sind depressiv, hastig, ungeduldig; alle Nervenfunktionen können gehemmt sein, deshalb fühlen sie sich müde und elend.

Geistig-körperliche Hinweise

Die geistige Schwäche ist charakteristisch, Nr.-20-Typen fühlen sich unfähig, geistig etwas zu verrichten; ebenso leiden sie an Gedächtnis- und Konzentrationsschwäche sowie Lernstörungen. Körperlich-seelische Beschwerden sind Erschöpfung, Muskelschwäche (Gefühl, wie gelähmt zu sein, einen Stein auf der Brust zu haben mit dem Bedürfnis, tief durchzuatmen); Herzklopfen, wenn man an Krankheiten denkt; unruhiger Schlaf; Koordinationsstörungen, Nachtschweiß; Tränen-/Speichelfluss.

Nr. 21 Zincum chloratum D6 (Zinkchlorid)

Zinksalze sind Salze für das Nervensystem und haben die Eigenschaft, übersteigerte Reaktionen zu beruhigen. Im engeren Sinn zählen dazu erhöhte Sensibilität, Erregung und Schlafstörungen.

Seelische und charakterliche Merkmale

Das Salz hilft bei Nervenunruhe/Erregung, Willens- und Nervenschwäche, Ängstlichkeit, Schreckhaftigkeit und Schweigsamkeit. Zincum-chloratum-Menschen sind hyperaktiv, reizbar und neigen zu Wutausbrüchen; sie haben Stimmungsschwankungen, sind leicht manisch (nicht krankhaft), dann wieder melancholisch bis apathisch. Ihre Träume sind schwer und belastend. Sexuell sind sie geschwächt; sie haben Bewegungs- und Rededrang.

Geistig-körperliche Hinweise

Es handelt sich um geistig überarbeitete Menschen mit schwachem Gedächtnis und Abneigung, geistig zu arbeiten. Körperlich-seelisch bedingt sind Störungen im Schlaf-Wach-Rhythmus (Schlafstörungen); Zuckungen, nervöse Herz- und Organbeschwerden sind typisch, ebenso Magersucht. Auch nervlich bedingte Krämpfe (Spasmophilie) gehören zur Beschreibung dieses Salzes, außerdem Muskelunruhe, Geräuschempfindlichkeit, nervlich ausgelöste Schwindelzustände, Reiz- und Kitzelhusten, Lachkrämpfe und Globusgefühl. Aufgrund nervlicher Anspannung kann es zur Abwehrschwäche kommen (Zusammenhänge zwischen Immunsystem und Psyche beschreibt die Psychoneuroimmunologie).

SALZE FÜR DEN SCHLAF

Leiden Sie unter Schlafstörungen, dann mischen Sie folgende Salze und nehmen sie zusammen als »Heiße Sieben« vor dem Schlafen ein: je fünf Tabletten von Nr. 7 Magnesium phosphoricum D6 und Nr. 21 Zincum chloratum D6.

NR.-21-TYPEN

Sie sind schreckhaft und neigen zu Hyperaktivität. Auch Wutausbrüche und Reizbarkeit sind typisch.

Bei ihnen können im Alter plötzlich Depressionen auftreten; häufig reagieren sie sehr empfindlich und haben eine konstitutionell bedingte Nervenschwäche.

Nr. 22 Calcium carbonicum Hahnemanni D6 (Kalziumkarbonat)

Calcium carbonicum zählt zu den Polychresten in der Homöopathie. Das sind Mittel mit besonders großem Wirkungsspektrum.

Seelische und charakterliche Merkmale

Die gesteigerte Reizbarkeit ist wichtigstes Kennzeichen von Calcium carbonicum. Joachim Broy (siehe Seite 44) begründet dies mit Störungen des neurovegetativen Gleichgewichts (das vegetative Nervensystem betreffend). Die Betroffenen reagieren phlegmatisch; sie sind sensibel, haben traurige Gedanken, sind weichlich und müde. Männer wirken oft feminin. Calcium-carbonicum-Typen leiden unter Depressionen, sind mutlos, weinen schnell. Die Psyche ist oft ausgeglichen, es sind ruhige Menschen, dennoch kann ihr Gemüt schnell ins andere Extrem wechseln. Sie sind launenhaft und zeigen in Krisen Zornesausbrüche. Sie zeichnet Bedächtigkeit und Gewissenhaftigkeit aus; sie sind eigensinnig, schüchtern und mutlos.

Geistig-körperliche Hinweise

Calcium-carbonicum-Typen sind geistig träge und erschöpft sowie langsam (erinnert mich an das Buch »Die Entdeckung der Langsamkeit« von Sten Nadolny, wobei hier die positiven Aspekte der »Langsamkeit« herausgestellt werden). Sie werden kaum initiativ und haben eine Abneigung gegen jede Art von Anstrengung – geistige und körperliche. Sie sind bedächtig, gewissenhaft, auch vergesslich (Überarbeitungssyndrom), manchmal verwirrt. Auffällig sind Schlafstörungen (etwa bei Vollmond – das kann auch auf Silicea hinweisen). Calcium carbonicum hilft bei Neuropathie, einer Erkrankung der peripheren und zentralen Nerven, die viele körperliche und seelische Ursachen hat. Neuropathien treten nach infektiösen Krankheiten oder aufgrund von Gefäß-, Hormon- oder Nierenerkrankungen auf. Auch allergische, toxische (durch Giftstoffe) und medikamentöse Ursachen sind bekannt. Neuropathien werden fälschlicherweise als Neuritis (Nervenentzündung) bezeichnet. Symptome einer Neuropathie sind

Kribbeln, Schmerzen, Lähmungen. Sie kann die peripheren Nerven des ganzen Körpers betreffen – zusammen mit Diabetes – und wird dann Polyneuropathie genannt.

Nr. 23 Natrium bicarbonicum D6 (Natriumbikarbonat, Natron)

Dieses Salz besitzt eine beruhigende und reizmildernde Wirkung und ist deshalb bei Zuständen mit erhöhter Reizbarkeit geeignet.

Seelische und charakterliche Merkmale

Natrium bicarbonicum hilft bei folgenden Beschwerden: Depressionen, Bangigkeit, Weinerlichkeit; Angst vor der Zukunft, große Unruhe. Diese Menschen sind übel gelaunt und ärgerlich – man kann ihnen nichts recht machen. Sie ertragen keinen Widerspruch, leiden unter Erschöpfung und machen sich viele Sorgen.

Geistig-körperliche Hinweise

Das Denken nimmt einen großen Raum bei diesen Menschen ein, sie denken über alles Mögliche nach und oft über Dinge, die es für andere gar nicht wert sind. Wichtigstes Merkmal ist die Hypochondrie (siehe Seite 78).

NR.-23-TYPEN

Sie ertragen es nicht, wenn ihnen widersprochen wird, und reagieren dann ärgerlich und gereizt. Sie neigen zu Hypochondrie.

Nr. 24 Arsenum jodatum D6 (Arsentrijodid)

Dieses Salz, die Verbindung von Arsen und Jod, ist wenig erforscht. Selbst die großen Homöopathen haben sich kaum damit auseinandergesetzt. Dennoch gibt es wesentliche Merkmale.

Seelische und charakterliche Merkmale

Nr.-24-Typen neigen zu gesteigerter Erregbarkeit, Unruhe, sie sind hastig und haben Angst. Sie zeigen Depressionen mit großer Traurigkeit. Belastungen erschöpfen sie schnell.

Geistig-körperliche Hinweise

Kennzeichen sind Arbeitsunlust und Lustlosigkeit gegenüber geistiger Arbeit. Psychosomatische Beschwerden sind körperliche Erschöpfung, Gewichtsverlust; Ruhelosigkeit, Bewegungsdrang.

NR.-24-TYPEN

Sie sind überempfindlich und schnell erregt. Geistiger Arbeit gehen sie gern aus dem Weg.

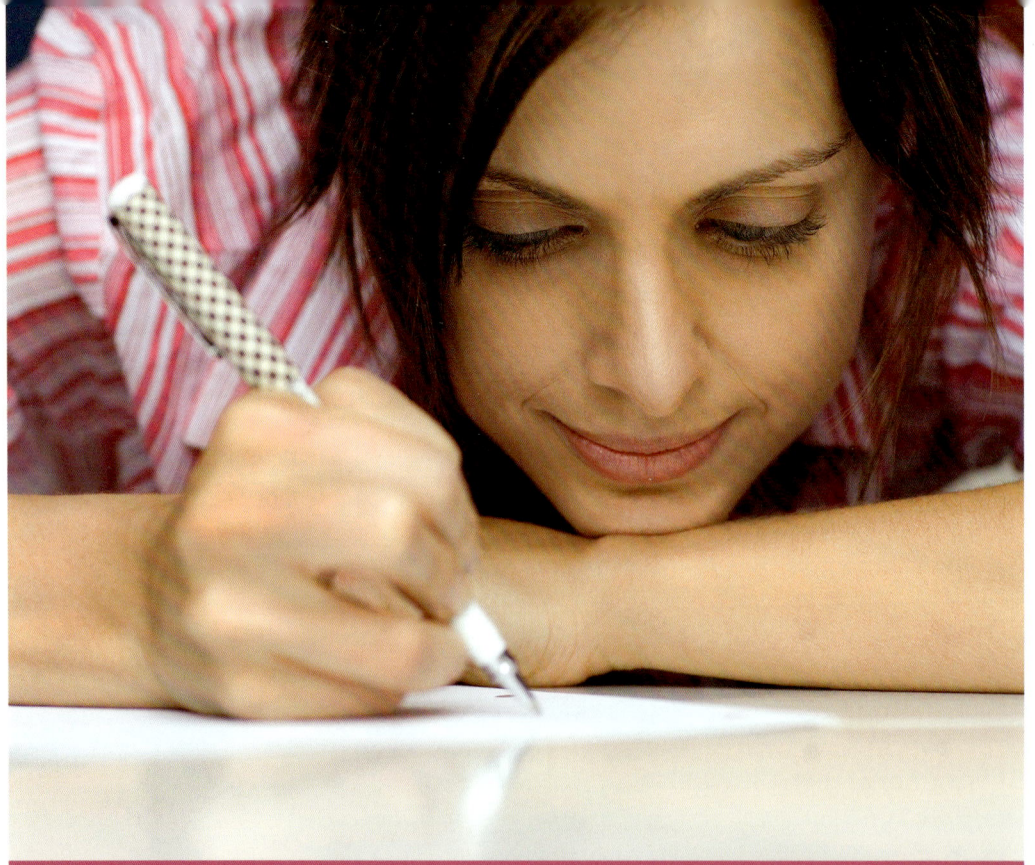

Wie finde ich das richtige Schüßler-Salz?

Es gibt verschiedene Möglichkeiten, die für Sie passenden Salze herauszufinden: Am schnellsten geht es über das Stichwortverzeichnis im Anhang, dort sind alle Beschwerden alphabetisch aufgelistet. Ich empfehle Ihnen jedoch, die Steckbriefe der einzelnen Salze durchzulesen, dort finden Sie viele interessante Hinweise, die Sie zu Ihrem oder Ihren Salzen führen. Eine Besonderheit ist der von mir entwickelte Farbtest – diese Möglichkeit ist einzigartig und führt zu Ihrer individuellen Kur.

Vier Wege zum passenden Salz

VIER WEGE ZUM SALZ
Vier mögliche Wege führen Sie schnell zu Ihrem Salz. Ich empfehle Ihnen den Farbtest, da ich darin alle Aspekte der Salze berücksichtigt habe.

Zum Salz über die Steckbriefe der Salze

Lesen Sie die einzelnen Beschreibungen der Salze (ab Seite 33) durch und notieren Sie sich, welches Salz oder welche Salze am besten zu Ihnen passen. Mein Tipp: Je mehr Aspekte auf Sie zutreffen, desto besser für die Auswahl. Sie werden bei manchen Salzen entdecken, dass es Parallelen gibt. Versuchen Sie, sich für die Salze zu entscheiden, die am besten Ihre Beschwerden abdecken. Achten Sie darauf, dass Sie maximal drei bis vier Salze einnehmen. Dosieren Sie Ihre Salze nach der Regeldosierung (siehe Seite 28).

Über die Beschwerde zum passenden Salz

Falls Sie sich über Ihre Beschwerden im Klaren sind, schauen Sie im Beschwerdenteil von A bis Z nach. Dort sind die häufigsten geistig-seelischen (ab Seite 69) und psychosomatischen (ab Seite 89) Beschwerden mit den zutreffenden Salzen aufgeführt. Zusätzlich finden Sie noch unterstützende Behandlungsmethoden.

Über Schnelltest und Übersicht zum Salz

Im Folder hinten im Buch habe ich die wichtigsten Beschwerden und die dazu passenden Salze aufgelistet, sodass Sie sich schnell orientieren können. Bei den aufgeführten Salzen erfahren Sie bewährte Kombinationen, die Sie sogleich einnehmen können – ein schneller Einstieg in die Behandlung mit Schüßler-Salzen. Ebenfalls im Folder finden Sie einen Schnelltest, mit dessen Hilfe Sie Ihre momentane seelische Verfassung einschätzen können, sowie die zugehörigen Kuren.

Über den Farbtest zum passenden Salz

Farben haben in Medizin und Psychologie seit Langem Bedeutung und können als Therapie eingesetzt werden. Farben werden über Lampen, Folien und Frequenzen auf den Körper übertragen und wirken so heilend. Im Lauf der Jahre habe ich einen aussagekräftigen Farbtest für die Schüßler-Salze entwickelt (siehe Seite 54), mit dessen Hilfe Sie Ihre Salze bestimmen können.

Psychologischer Farbtest nach G. H. Heepen

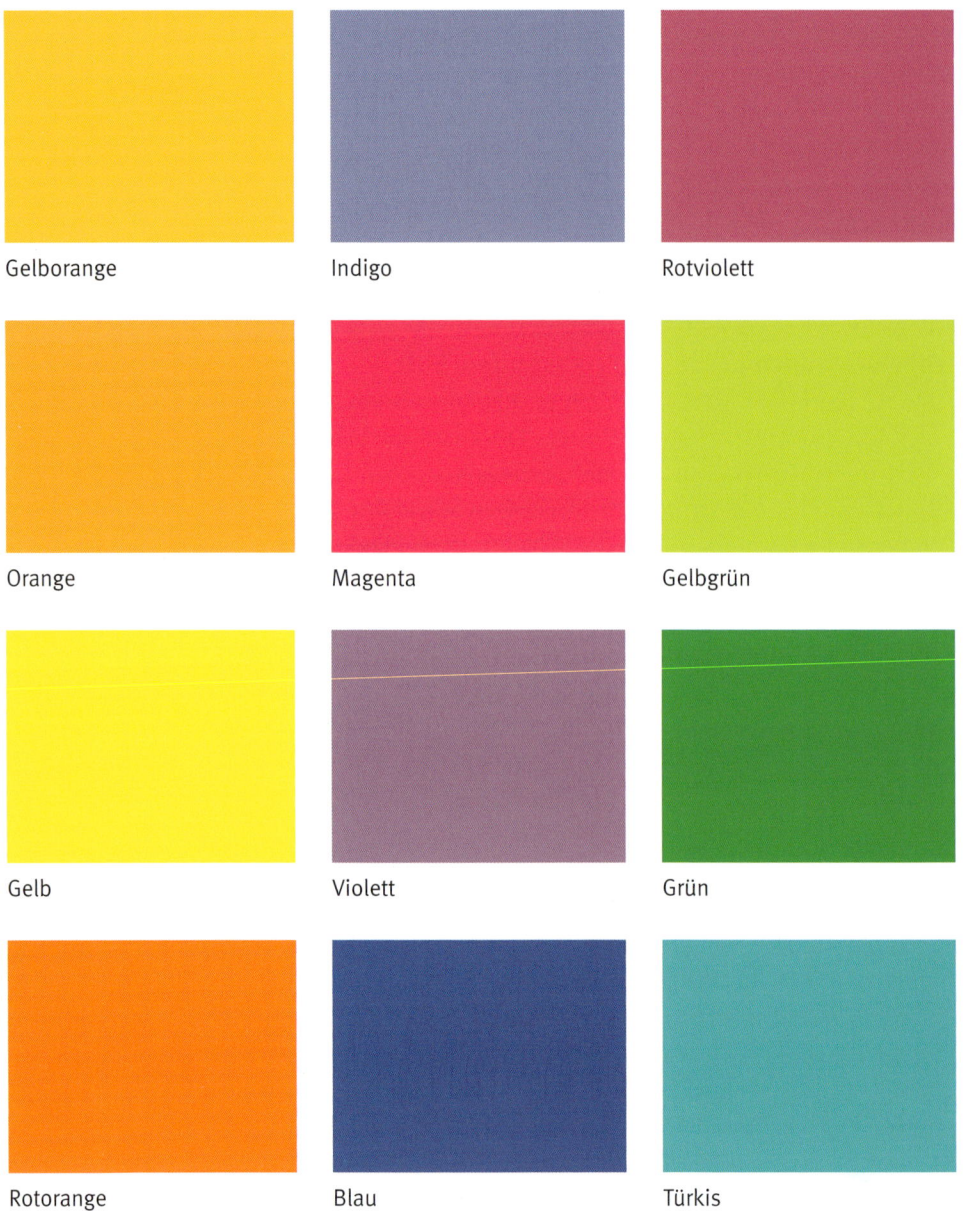

Gelborange

Indigo

Rotviolett

Orange

Magenta

Gelbgrün

Gelb

Violett

Grün

Rotorange

Blau

Türkis

Was ein Farbtest aussagt

Die psychologische Bedeutung der Farben hat Prof. Dr. Max Lüscher (geb. 1923) aus der Schweiz erforscht (siehe Info rechts). Damit hat er eine analytisch exakte Methode geschaffen, um Menschen charakterisieren zu können. Welche Farbe einem spontan zusagt, welche Farbe man ablehnt – die Antwort kommt stets aus dem Unterbewussten, vorausgesetzt man denkt nicht lange nach und lässt sich nicht durch die Lieblingsfarbe leiten. So lässt sich ein psychologisches Profil ermitteln – Charaktereigenschaften, momentanes Befinden, Stärken und Schwächen kommen über den Farbtest ans Licht.

PROF. DR. MAX LÜSCHER

Er studierte Philosophie, Psychologie und Klinische Psychiatrie in Basel und lehrte an verschiedenen Universitäten, unter anderem an der Yale University, USA. Im Rahmen seiner Doktorarbeit »Die Farbe als psychodiagnostisches Hilfsmittel« entwickelte er einen Farbtest, mit dem sich der innere Gefühlszustand eines jeden Menschen objektiv erfassen lässt.

So funktioniert der Farbtest nach G. H. Heepen

Ausgehend vom Lüscher-Farbtest habe ich in einem Test den zwölf Schüßler-Salzen zwölf Farben zugeordnet. Schauen Sie sich die Farben auf Seite 54 an und wählen Sie spontan
1. die beiden Farben, die Ihnen am besten gefallen,
2. die Farbe, die Ihnen gar nicht gefällt, die Sie ablehnen.
Die ersten beiden Farben spielen für den Test keine Rolle. Sie dienen als Einstieg, denn dann fällt es leichter, die Farbe zu bestimmen, die man gar nicht mag. Diese Farbe ist ausschlaggebend, denn sie spiegelt Ihre derzeitige Verfassung wider. Wie Sie den Test ausführen und auswerten, finden Sie auf Seite 65.
Lesen Sie ab Seite 56, welche seelischen Beschreibungen mit den Farben verbunden sind. Sie werden erstaunt sein, wie präzise Ihnen mein Farbtest hilft, Ihre Persönlichkeits- und Charaktermerkmale zu identifizieren. Bei jeder Farbe stehen vier Schüßler-Salze. Sie helfen, schwache Bereiche zu stärken oder zu regulieren. Das erste Salz, das genannt wird, ist das Hauptsalz (siehe Tipp Seite 56). Ich empfehle Ihnen, Ihre vier Salze über einen Zeitraum von sechs bis acht Wochen kurmäßig (siehe Seite 28) einzunehmen, um ihre Wirkung zu optimieren. Sollte der Erfolg Sie nicht befriedigen, ist eine Wiederholung jederzeit möglich.

Dosierung der Salze nach dem Farbtest

Beachten Sie, dass es jeweils ein Hauptsalz und drei ergänzende Salze gibt. Das Hauptsalz ist am wichtigsten, es entspricht der Farbe und dem zugeordneten Salz. Nehmen Sie für sechs bis acht Wochen je Salz drei Tabletten ein, und zwar in etwa gleichen Abständen über den Tag verteilt. Lassen Sie immer nur eine Tablette im Mund zergehen. Alternativ können Sie alle Salze in Wasser auflösen und als »Heiße Sieben« (siehe Seite 28) tagsüber einnehmen (über den Tag verteilt das Glas leer trinken). Dies gilt nicht für die Kur Nr. 1 mit dem Hauptsalz Nr. 1 Calcium fluoratum. Der Grund: Joachim Broy (Seite 44) entdeckte, dass sich die Salze Nr. 5 Kalium phosphoricum D6 und Nr. 16 Lithium chloratum D6 in ihrer Wirkung beeinflussen können. Ich halte mich an diese auf Erfahrung beruhende Empfehlung. Wenn Sie die Kur wiederholen möchten, empfehle ich, alle Salze in der Potenz D12 einzunehmen – so wirken sie auch in tieferen Bereichen der Seele.

Farbtest – Merkmale der Farben

Nr. 1 Farbe Gelborange

Ihre Salze für die Kur Nr. 1: Nr. 1 Calcium fluoratum D12, Nr. 16 Lithium chloratum D6, Nr. 5 Kalium phosphoricum D6, Nr. 9 Natrium phosphoricum D6

Seelische und charakterliche Merkmale

> Sie sind ängstlich, haben Angst vor Tagesbewältigung, finanziellem Verlust, Erwartungsangst.
> Sie haben ein Bedürfnis nach Kontakt, Wärme und Zuwendung.
> Sie sind bedrückt, depressiv, nervlich schwach.
> Sie sind ungeduldig, reizbar, missmutig, unruhig; Sie reagieren empfindlich auf Kritik, Sie sehen oft in Dingen das Negative.
> Sie sind unordentlich.
> Sie sind unentschlossen, unsicher – Ihnen ist wichtig, was die anderen über Sie denken.
> Sie sind lustlos, verlieren schnell die Lust an Unternehmungen.

Geistige und psychosomatische Hinweise
> Sie sind schnell geistig erschöpft, leiden an Konzentrationsschwäche.
> Sie haben Muskelzuckungen.
> Sie können zwischen 2 und 5 Uhr nicht schlafen.
> Sie neigen bei der kleinsten Anstrengung zum Schwitzen.
> Sie sind körperlich erschöpft.
> Sie reagieren empfindlich gegen helles Licht, Lärm, Gerüche, Wärme.

Nr. 2 Farbe Indigo
Ihre Salze für die Kur Nr. 2: Nr. 2 Calcium phosphoricum D6, Nr. 14 Kalium bromatum D6, Nr. 5 Kalium phosphoricum D6, Nr. 7 Magnesium phosphoricum D6

Seelische und charakterliche Merkmale
> Sie sind ängstlich, haben unbestimmte und bestimmte Ängste (vor Krankheiten, Alleinsein, Dunkelheit und der Zukunft).
> Sie sind melancholisch, seelisch erschöpft, sensibel, Sie machen sich oft Sorgen, wollen laufend etwas Neues erleben.
> Sie sind unentschlossen, ungeduldig, ruhelos, hektisch, hyperaktiv, unzufrieden mit sich und anderen, launisch, schnell zornig.
> Die Meinung anderer ist Ihnen wichtig, Sie reagieren empfindlich auf Kritik.
> Sie möchten oft allein sein, ziehen sich zurück.
> Sie sind gleichgültig, phlegmatisch, mutlos, scheu, schreckhaft, misstrauisch, mitfühlend.

Geistige und psychosomatische Hinweise
> Sie leiden an Konzentrations-/Gedächtnisschwäche, haben eine Abneigung gegen geistige Arbeit.
> Geistige Anstrengung führt zu körperlichen Symptomen.
> Sie haben Augen- oder/und Muskelzuckungen, Kribbelgefühl. Dieses Kribbeln kann sich in »Ameisenlaufen« ausdrücken, etwa an Armen oder Beinen, als ob eine innere Unruhe dort vorhanden ist.

GEIST WIRKT AUF KÖRPER
Angestrengtes Denken kann beispielsweise zu Kopfschmerzen führen.

> Sie schwitzen, haben Herzklopfen, Kopfschmerzen, Schlafstörungen – alles nervös bedingt.
> Sie sind wetterfühlig (Gewitter, Kälte, Zugluft).
> Sie haben Beklemmungsgefühle, sind schnell müde, energielos.

▌ Nr. 3 Farbe Rotviolett

Ihre Salze für die Kur Nr. 3: Nr. 3 Ferrum phosphoricum D12, Nr. 17 Manganum sulfuricum D6, Nr. 5 Kalium phosphoricum D6, Nr. 8 Natrium chloratum D6

ZWANGHAFTES VERHALTEN

Sie müssen immer noch einmal kontrollieren, ob Sie den Herd ausgeschaltet, die Tür geschlossen oder das Licht ausgemacht haben. Solches zwanghafte Verhalten behindert unser Wohlgefühl – diese Kur kann Ihnen helfen.

Seelische und charakterliche Merkmale
> Sie sind furchtsam, ängstlich mit Druckgefühl im Kopf.
> Sie sind willensschwach, entschlusslos, wenig aktiv, Ihnen ist alles gleichgültig.
> Sie haben Zwangsstörungen (»Habe ich die Tür abgeschlossen?« etc.).
> Sie sind hoffnungslos, was die Zukunft betrifft, gleichgültig.
> Sie sind aggressiv, ärgerlich, launisch, nervös, hyperaktiv, rechthaberisch, zornig bei Kleinigkeiten; überempfindlich, unruhig, Widerspruch reizt Sie.
> Sie sind depressiv, nervlich erschöpft, sensibel.
> Sie sind ehrgeizig, redselig.
> Nichtigkeiten überbewerten Sie, dies quält Sie.
> Sie unterdrücken eigene Wünsche, Gedanken und Gefühle.

Geistige und psychosomatische Hinweise
> Sie haben Gedächtnis- und Konzentrationsstörungen.
> Sie haben nervöse Einschlafstörungen.
> Sie sind körperlich erschöpft, müde.
> Sie reagieren empfindlich gegen Gewitter.
> Sie erröten leicht.

▌ Nr. 4 Farbe Orange

Ihre Salze für die Kur Nr. 4: Nr. 4 Kalium chloratum D6, Nr. 24 Arsenum jodatum D6, Nr. 2 Calcium phosphoricum D6, Nr. 8 Natrium chloratum D6

Seelische und charakterliche Merkmale
> Sie sind emotional, reagieren schnell aufbrausend, fahren nervös auf, sind reizbar.
> Sie sind ängstlich, apathisch, verschlossen anderen gegenüber nach Aufregung.
> Sie sind mutlos, haben Selbstmitleid, sind pflichtbewusst.
> Es ist Ihnen wichtig, was andere über Sie denken.
> Prinzipien sind Ihnen wichtig.

Geistige und psychosomatische Hinweise
> Geistige Arbeit fällt Ihnen oft schwer, Sie haben Probleme, zusammenhängend zu denken; es fällt Ihnen schwer, klare Gedanken zu fassen, Sie verdrehen Worte.
> Sie sind gewissenhaft bei der Arbeit.
> Sie neigen zu Übergewicht aufgrund von Esssucht.
> Sie haben einen nervösen Magen. Auch der Darm kann empfindlich reagieren, etwa wenn aufgrund von Ärger Durchfall auftritt oder wenn Sie nach Ärger Verstopfung bekommen.
> Sie sind empfindlich gegen Geräusche.

ESSEN ALS SUCHT
Essen Sie oft, ohne dass ein Hungergefühl vorhanden ist? Dann könnte diese Kur für Sie richtig sein.

Nr. 5 Farbe Magenta
Ihre Salze für die Kur Nr. 5: Nr. 5 Kalium phosphoricum D6, Nr. 21 Zincum chloratum D6, Nr. 11 Silicea D12, Nr. 3 Ferrum phosphoricum D12

Seelische und charakterliche Merkmale
> Sie haben eine Abneigung gegen Unterhaltung, sind sehr verschlossen.
> Sie sind ängstlich, haben unbestimmte und spezielle Ängste wie Furcht in engen, geschlossenen Räumen, Platzangst, Angst vor Krankheiten.
> Sie sind ärgerlich, angespannt, argwöhnisch, launisch, nervös.
> Sie sind antriebslos, bedrückt, deprimiert, auch depressiv.
> Sie sind gleichgültig, hoffnungslos, mutlos.
> Sie sind mitfühlend, optimistisch, pflichtbewusst, haben wenig Selbstvertrauen, sind unentschlossen, zaghaft, willensschwach.

Geistige und psychosomatische Hinweise

> Sie haben Aufmerksamkeitsstörungen, Gedächtnisschwäche.
> Sie sind geistesabwesend, geistig erschöpft.
> Sie sind abgespannt, übermüdet, körperlich/geistig geschwächt.
> Sie leiden an nervösem Luftschlucken, krampfhaftem Gähnen, nervösem Herzklopfen, nervösem Zittern/Zuckungen, Spannungskopfschmerz.
> Sie haben nervöse Schlafstörungen, wachen um 2 Uhr auf.
> Sie sind wetterfühlig (empfindlich gegen Gewitter, Kälte).
> Sie haben überempfindliche Sinnesorgane.

Nr. 6 Farbe Gelbgrün

Ihre Salze für die Kur Nr. 6: Nr. 6 Kalium sulfuricum D6, Nr. 22 Calcium carbonicum D6, Nr. 5 Kalium phosphoricum D6, Nr. 9 Natrium phosphoricum D6

KUR MIT KALIUM
Diese Kur hilft gegen Angststörungen und Erschöpfung. Sie wirkt stärkend auf Körper, Seele und Geist.

Seelische und charakterliche Merkmale

> Sie haben eine Abneigung gegen Unterhaltung, sind missmutig, launisch, reizbar, ungeduldig, unruhig.
> Sie sind ängstlich, bedrückt, nervös erschöpft, haben Stimmungsschwankungen, sind weinerlich.
> Sie sind hilfsbereit, geben gern Liebe und Zuneigung, möchten andere froh machen.
> Sie sind pflichtbewusst.
> Sie sind teilnahmslos.

Geistige und psychosomatische Hinweise

> Sie haben ein Gefühl der Benommenheit, sind beklommen, es fällt Ihnen schwer zu denken, sich zu konzentrieren.
> Sie haben große Esslust, Lust auf Süßes.
> Sie haben ein Verlangen nach frischer Luft.
> Sie schwitzen nervös bedingt – der Schweiß riecht übel.
> Sie sind wetterempfindlich (gegen Wärme). Dies drückt sich auch in Beschwerden aus, die bei Föhnwetterlage auftreten – zum Beispiel Migräne, Müdigkeit, Erschöpfung oder niedriger Blutdruck.

Nr. 7 Farbe Gelb

Ihre Salze für die Kur Nr. 7: Nr. 7 Magnesium phosphoricum D6, Nr. 19 Cuprum arsenicosum D6, Nr. 3 Ferrum phosphoricum D12, Nr. 2 Calcium phosphoricum D6

Seelische und charakterliche Merkmale

> Sie sind emotional, aggressiv, aufbrausend, nervös, unruhig, hektisch, eigensinnig, genervt, hyperaktiv, ungeduldig.
> Sie sind mal schweigsam, aber auch mal redselig.
> Sie sind ängstlich, haben Angst, andere zu enttäuschen, vor Gewitter, finanziellem Verlust, davor, etwas Falsches zu sagen.
> Sie haben ein Bedürfnis nach Kontakt, fühlen sich einsam, sind friedliebend – gehen Streit aus dem Weg.
> Sie sind depressiv, melancholisch, haben schwache Nerven.
> Sie haben Heimweh.
> Sie haben Zwangsstörungen (zum Beispiel Waschzwang etc.).

Geistige und psychosomatische Hinweise

> Sie haben Konzentrations- und Gedächtnisschwäche, die Gedanken kreisen ständig, zum Beispiel nachts im Bett.
> Sie haben Zuckungen, nervöse Tics (Lidzucken).
> Sie haben ein Kloßgefühl im Hals, krampfhaftes Gähnen.
> Sie haben nervöse Organbeschwerden, Einschlafstörungen.
> Sie erröten schnell.

NACHTS ZUR RUHE KOMMEN

Diese Kur hilft Ihnen, die Gedanken nachts abzuschalten und so zur Ruhe, also in die Schlafphase zu kommen.

STÄRKENDE PHOSPHAT-SALZE

Die Phosphat-Salze geben Ihnen Kraft und wirken auf unser geistiges, körperliches und seelisches Wohlbefinden, da sie an der Energiegewinnung in der Zelle beteiligt sind. Sie helfen zu entspannen und unterstützen in hektischen Phasen.
Nehmen Sie jeweils als »Heiße Sieben« (siehe Seite 28)
> morgens vor dem Aufstehen Nr. 5 Kalium phosphoricum D6
> vor dem Mittagessen Nr. 2 Calcium phosphoricum D6
> vor dem Schlafengehen Nr. 7 Magnesium phosphoricum D6

■ Nr. 8 Farbe Violett

Ihre Salze für die Kur Nr. 8: Nr. 8 Natrium chloratum D6, Nr. 23 Natrium bicarbonicum D6, Nr. 5 Kalium phosphoricum D6, Nr. 10 Natrium sulfuricum D6

KUR MIT NATRIUM
Diese Kur hilft, aus dem stillen Kämmerlein herauszukommen und mit anderen über seine Probleme sprechen zu können.

Seelische und charakterliche Merkmale

> Sie sind emotional, ärgerlich, aufbrausend, zeigen leidenschaftliche Gemütsausbrüche, sind hastig.
> Sie ziehen sich zurück, wollen allein sein, sind geistesabwesend, introvertiert, reserviert, teilnahmslos.
> Sie sind ängstlich, haben spezielle Ängste wie Angst vor Gewitter, der Zukunft, vor Krankheiten.
> Sie sind depressiv, weinerlich, sensibel, antriebslos.
> Sie steigern sich in unangenehme Gedanken hinein.
> Sie sind mal redselig, aber auch mal wortkarg.
> Sie sind gleichgültig, hoffnungslos, pessimistisch, labil, zeigen wechselnde Gemütsstimmungen, sind zaghaft.

Geistige und psychosomatische Hinweise

> Sie haben Konzentrations- und Gedächtnisschwäche.
> Sie sind schnell geistig erschöpft.
> Sie gähnen nervös, zwanghaft, haben Zuckungen im Schlaf.
> Sie haben nervöse Schlafstörungen, leiden unter nervösen Organbeschwerden.

Nr. 9 Farbe Grün

Ihre Salze für die Kur Nr. 9: Nr. 9 Natrium phosphoricum D6, Nr. 15 Kalium jodatum D6, Nr. 2 Calcium phosphoricum D6, Nr. 8 Natrium chloratum D6

Seelische und charakterliche Merkmale

> Sie sind aggressiv, ärgerlich, launisch, schnell »sauer«.
> Sie sind ängstlich, haben unbestimmte/bestimmte Ängste.
> Sie haben ein Bedürfnis nach Kontakt.
> Sie sind depressiv, antriebslos, melancholisch, missmutig.
> Sie sind nervlich schwach, nervös.

> Sie sind ehrgeizig, feinfühlig, schreckhaft, schüchtern.
> Sie denken an Kleinigkeiten und steigern sich hinein.

Geistige und psychosomatische Hinweise
> Konzentriertes Denken fällt Ihnen schwer.
> Sie haben überempfindliche Sinnesorgane, sind empfindlich gegen Gewitter und Kälte.
> Sie haben nervöse Verdauungsstörungen.

Nr. 10 Farbe Rotorange

Ihre Salze für die Kur Nr. 10: Nr. 10 Natrium sulfuricum D6, Nr. 20 Kalium Aluminium sulfuricum D6, Nr. 11 Silicea D12, Nr. 5 Kalium phosphoricum D6

Seelische und charakterliche Merkmale
> Sie haben Angst vor Ereignissen.
> Sie sind gleichgültig, launisch, mürrisch, reizbar.
> Sie sind melancholisch, depressiv, schweigsam.
> Sie sind schläfrig, nervlich schwach.
> Sie übernehmen gern Verantwortung für andere.

Geistige und psychosomatische Hinweise
> Sie haben Konzentrations- und Gedächtnisschwäche.
> Sie haben nervöse Kopfschmerzen, sind wetterfühlig, schwach.

GEGEN SCHWACHE NERVEN

Die Kur Nr. 10 ist für Personen geeignet, die unter einem schwachen Nervenkostüm leiden.

GU-ERFOLGSTIPP   PSYCHISCHE BESCHWERDEN DURCH DARMPILZE?

Hefe- und Schimmelpilze im Darm setzen Fuselalkohole (Acetaldehyd) und Stoffwechselprodukte (Mykotoxine) frei. Diese beeinträchtigen unser körperliches und seelisches Befinden. Müdigkeit, Gereiztheit, Haarausfall, Gelenkprobleme und Depressionen können die Folge sein. Leiden Sie unter Verdauungsbeschwerden, Schlafstörungen, Verlangen nach Süßigkeiten und unerklärlicher Traurigkeit, rate ich zu einer Stuhluntersuchung (siehe Adressen, Seite 121). Bei Vorliegen einer Pilzbelastung (Darmmykose) werden die Pilze abgetötet, dann wird die Darmflora mit lebenden Keimen wieder aufgebaut.

KUR MIT SILICEA

Diese Kur hilft bei mangelndem Selbstvertrauen und Versagensangst. Prüfungssituationen verlieren danach ihren Schrecken.

Nr. 11 Farbe Blau

Ihre Salze für die Kur Nr. 11: Nr. 11 Silicea D12, Nr. 18 Calcium sulfuratum D6, Nr. 2 Calcium phosphoricum D6, Nr. 5 Kalium phosphoricum D6

Seelische und charakterliche Merkmale

> Sie sind ängstlich, haben Angst vor Misserfolg, vor Nadeln, spitzen Gegenständen, Krankheiten, Erwartungsangst vor neuen Situationen, Versagensangst.
> Sie machen sich Sorgen um Kleinigkeiten. Das macht Ihnen oft das Leben schwer.
> Sie sind ärgerlich, aufbrausend beim leisesten Geräusch, ruhelos, gereizt, nervös, überempfindlich, Sie ertragen keinen Widerspruch, sind widerspenstig.
> Sie sind nervlich erschöpft, melancholisch, weinerlich.
> Sie sind eigensinnig, wankelmütig, nachgiebig, zerstreut.
> Sie sind misstrauisch, mutlos, suchen in allem das Negative.
> Sie sind schüchtern, haben einen Mangel an Selbstvertrauen, sind unentschlossen.
> Mit neuen Aufgaben oder der Realisierung von Ideen sind Sie zaghaft, zurückhaltend; Sie ärgern sich, wenn andere Ihre Ideen aufnehmen und damit Erfolg haben.

Geistige und psychosomatische Hinweise

> Sie sind nervlich schwach durch geistige Arbeit, haben Aufmerksamkeitsprobleme, Lesen und Schreiben erschöpfen Sie.
> Sie haben Gedächtnisschwäche.
> Sie bekommen Kopfschmerzen bei geistiger Anstrengung.
> Sie haben Kribbeln, zum Beispiel Ameisenlaufen an den Extremitäten (an Armen oder Beinen), Schlafstörungen, Schwitzen – alles nervös bedingt.
> Sie haben Zuckungen, zum Beispiel Muskelzuckungen nachts im Schlaf, oder Sie leiden unter einem Tic.
> Sie haben überempfindliche Sinne – sind geräuschempfindlich, reagieren auf Berührung empfindlich, sind schreckhaft.
> Sie fühlen sich oft energielos.

Nr. 12 Farbe Türkis

Ihre Salze für die Kur Nr. 12: Nr. 12 Calcium sulfuricum D6, Nr. 8 Natrium chloratum D6, Nr. 22 Calcium carbonicum D6, Nr. 13 Kalium arsenicosum D6

Seelische und charakterliche Merkmale

> Sie sind aggressiv.
> Sie sind eifersüchtig.
> Sie haben ein Bedürfnis nach Anerkennung, der Eindruck, den Sie auf andere machen, ist Ihnen wichtig.
> Sie ziehen sich zurück, wenn Sie von anderen enttäuscht sind.
> Sie sind schüchtern und unsicher, Sie haben einen Mangel an Selbstvertrauen.

Geistige und psychosomatische Hinweise

> Sie sind geistig müde, zu müde um zu denken, Sie können sich nicht konzentrieren.
> Sie sind körperlich müde.
> Sie sind wetterempfindlich (gegen Wärme, Hitze).

Ihr Testergebnis

Für die Lösung, also Ihr Testergebnis, gilt die Farbe, die Sie abgelehnt haben. Sie spiegelt den Bereich wider, den Sie verdrängt haben oder ignorieren, der aber am besten zu Ihrer derzeitigen persönlichen Verfassung passt oder Ihre Charaktereigenschaften verkörpert. Wir lehnen stets unbewusst Probleme ab, die wir eigentlich bearbeiten müssten – der Farbtest offenbart jedoch in über 90 Prozent der Fälle genau diesen abgelehnten Bereich. Vergleichen Sie alle beschriebenen seelischen, geistigen und psychosomatischen Aspekte, die bei Ihrer Negativfarbe stehen, und markieren Sie ehrlich und aufrichtig die Aussagen, die auf Sie zutreffen. Es sollten vier bis fünf Aussagen zutreffen, um die Kur (siehe Seite 55) durchzuführen. Als zutreffend gilt, wenn Sie pro Zeile eine der genannten Aussagen bejahen, da sie alle in ein ähnliches Muster passen. Sollten weniger Aussagen zutreffen, gehen Sie die Farbskala nochmals durch und wählen Sie die Farben erneut.

AUFEINANDER ZUGEHEN STATT RÜCKZUG

Rückzug in sich selbst ist oft der falsche Weg bei zwischenmenschlichen Problemen. Versuchen Sie, auf den anderen zuzugehen, und sprechen Sie aus, was Sie bewegt oder stört.

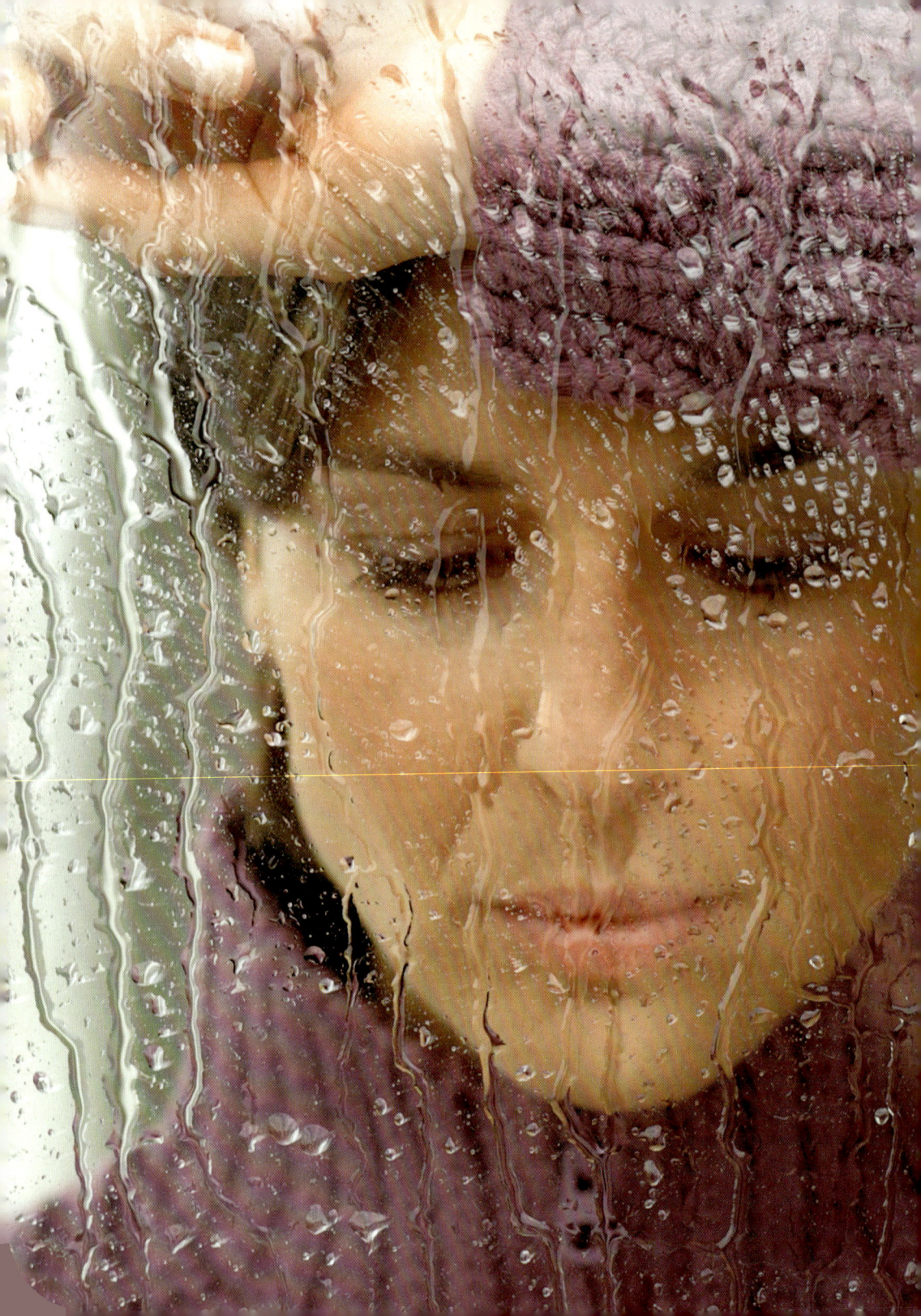

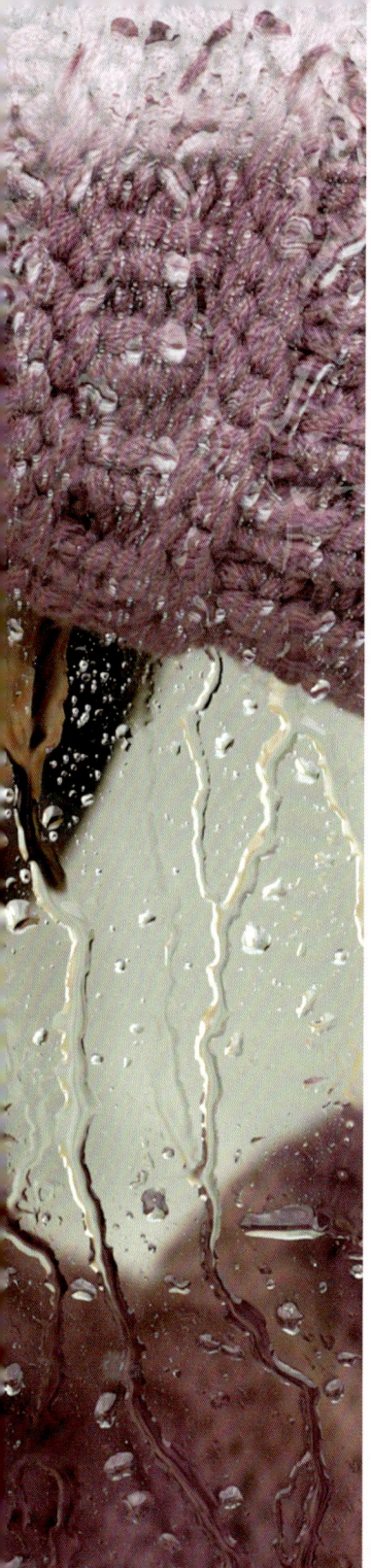

BESCHWERDEN VON A BIS Z

Sind Sie öfter traurig oder leiden Sie unter einem nervösen Magen? Lernen Sie die Kraft der faszinierenden Schüßler-Salze schätzen und vertrauen Sie auf ihre heilsame Wirkung.

Geistig-seelische Beschwerden	68
Psychosomatische Beschwerden	88
Unterstützende Methoden von A bis Z	112

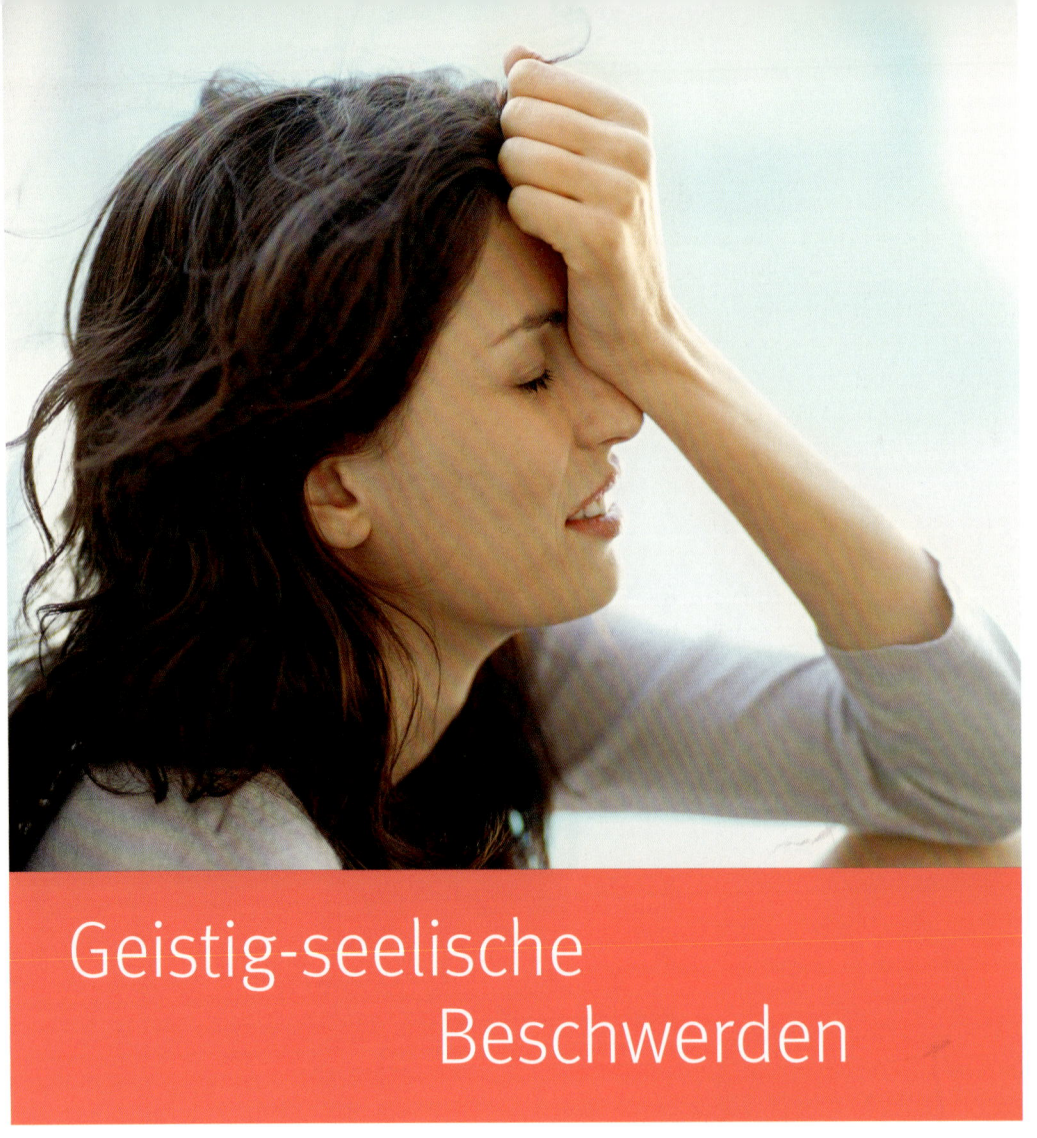

Geistig-seelische Beschwerden

Verstimmungszustände, Ängstlichkeit oder Empfindlichkeit gehören zum Leben wie die Luft zum Atmen. Aber was, wenn sie uns nicht nur vorübergehend, sondern längere Zeit oder immer wieder in Schüben belasten? Oder haben Sie Probleme, sich beim Arbeiten auf eine bestimmte Sache zu konzentrieren? Alle diese Aspekte können auf eine Störung im Mineralstoffhaushalt hindeuten. In diesem Kapitel erfahren Sie, welche Salze Ihnen helfen und wie Sie die Wirkung der Salze unterstützen können.

Angststörungen, Panikattacken

Angst ist ein emotionaler Zustand, um eine Gefahr abzuwehren oder zu vermeiden. Sie kann bei konkreter Bedrohung auftreten und ist dann lebensnotwendig, weil sie uns in die Lage versetzt, zu versuchen die Gefahr abzuwenden. Angst kann unter anderem einhergehen mit Unsicherheit, Unruhe, Erregung (evtl. Panik), Übelkeit, Zittern, Schwitzen, Blässe, Herzklopfen, Blutdruckanstieg, Durchfall. Angst ist im Gegensatz zur Furcht nicht objektgerichtet. Die Bedrohung kann nicht sicher beschrieben werden. Tritt Angst als quälender Dauerzustand auf oder ist sie krankhaft gesteigert, wird sie pathologisch. Dann ist sie z. B. Symptom bei Angstneurosen oder Phobien. Bei Ersterer steht eine exzessive Angstreaktion im Vordergrund. Von einer Phobie spricht man, wenn man sich vor einer bestimmten Situation, Tätigkeit oder einem bestimmten Objekt so sehr fürchtet, dass man übermäßig reagiert; die Furcht drängt sich einem zwanghaft auf. Zu den Phobien werden übersteigerte Ängste, etwa vor Einsamkeit, Krankheit oder Tod, gerechnet, aber auch spezielle Phobien wie Klaustrophobie oder Platzangst (Agoraphobie). Dazu gehören auch zwanghafte hypochondrische Befürchtungen wie Furcht vor Krebs, Aids etc. Tritt der Zustand unerwartet plötzlich, mit sehr starker ängstlicher Erregung auf, geraten wir leicht in Panik.

Besonders empfindlich für Angststörungen fühlen wir uns, wenn wir körperlich und seelisch ausgelaugt sind. Da auch Nährstoffmangel (etwa Magnesium- oder Kalziummangel), Nahrungsmittelallergien und -unverträglichkeiten Angst auslösen können, sollten Sie an Schüßler-Salze denken. Mehrere Salze stehen zur Verfügung. Wichtig ist es, dass Sie Ihre Ängste genau einordnen. Haben Sie Schwierigkeiten, sich zwischen Salzen zu entscheiden, dann kombinieren Sie zwei bis drei Salze.

Schüßler-Salze

Generell bei Ängstlichkeit und Furcht: Nr. 1 Calcium fluoratum D12, Nr. 8 Natrium chloratum D6, Nr. 9 Natrium phosphoricum D6, Nr. 11 Silicea D12, Nr. 15 Kalium jodatum D6, Nr. 17 Manganum sulfuricum D6, Nr. 19 Cuprum arsenicosum D6, Nr. 21

THERAPEUTISCHE HYPNOSE

Sie kann bei Ängsten, die immer wieder auftreten, helfen und Ihr Nervensystem stärken. Die Hypnose wirkt auf das Unterbewusstsein, dort wird Entspannung und Angstlösung »verankert«.

DOSIERUNG

Wenn bei den Schüßler-Salzen keine weiteren Angaben zur Dosierung stehen, dann gilt die Regeldosierung (siehe Seite 28).

Zincum chloratum D6, Nr. 22 Calcium carbonicum Hahnemanni D6 | bei ängstlichen Gedanken vor dem Einschlafen, beim Erwachen, bei Angstzuständen mit Angstschweiß und Herzklopfen; bei Angst vor Verwirrung: Nr. 22 Calcium carbonicum Hahnemanni D6 | bei grundloser plötzlicher Angst und Furcht: Nr. 1 Calcium fluoratum D12, Nr. 11 Silicea D12, Nr. 22 Calcium carbonicum Hahnemanni D6 | bei Angst vor Krankheiten: Nr. 2 Calcium phosphoricum D6, Nr. 5 Kalium phosphoricum D6, Nr. 11 Silicea D12, Nr. 22 Calcium carbonicum Hahnemanni D6 | bei Angst, dass andere böse auf einen sind; man andere enttäuscht; bei Angst, etwas falsch zu machen: Nr. 7 Magnesium phosphoricum D6, Nr. 19 Cuprum arsenicosum D6 | bei Angstanfällen: Nr. 5 Kalium phosphoricum D6, Nr. 19 Cuprum arsenicosum D6 | bei Angst vor Bewältigung des Tages: Nr. 1 Calcium fluoratum D12 | bei Angst vor Dunkelheit, vor Alleinsein: Nr. 2 Calcium phosphoricum D6, Nr. 5 Kalium phosphoricum D6, Nr. 9 Natrium phosphoricum D6, Nr. 14 Kalium bromatum D6, Nr. 21 Zincum chloratum D6, Nr. 22 Calcium carbonicum Hahnemanni D6, Nr. 24 Arsenum jodatum D6 | bei Angst vor Gewitter: Nr. 7 Magnesium phosphoricum D6, Nr. 8 Natrium chloratum D6 | bei Angst vor finanziellem Verlust, Armut: Nr. 1 Calcium fluoratum D12, Nr. 5 Kalium phosphoricum D6, Nr. 7 Magnesium phosphoricum D6 | bei Angst vor spitzen Gegenständen, Angst vor Misserfolg: Nr. 11 Silicea D12 | bei Angst vor der Zukunft: Nr. 2 Calcium phosphoricum D6, Nr. 8 Natrium chloratum D6 | bei Panik mit auffälliger Blässe; bei Angst, dass andere einen »dumm« finden; bei Angst, die bei Wetterwechsel auftritt: Nr. 2 Calcium phosphoricum D6 | bei Angst mit Kopfdruck: Nr. 3 Ferrum phosphoricum D12 | bei Phobien wie Platzangst (Agoraphobie), Angst vor geschlossenen Räumen (Klaustrophobie): Nr. 5 Kalium phosphoricum D6 | bei unbestimmter Angst: Nr. 5 Kalium phosphoricum D6, Nr. 9 Natrium phosphoricum D6, Nr. 16 Lithium chloratum D6, Nr. 24 Arsenum jodatum D6 | bei Angst vor dem Tod: Nr. 5 Kalium phosphoricum D6, Nr. 18 Calcium sulfuratum Hahnemanni D6, Nr. 22 Calcium carbonicum Hahnemanni D6 | bei Angst, den Verstand zu verlieren: Nr. 6 Kalium sulfuricum D6, Nr. 8 Natrium chloratum D6, Nr. 14 Kalium bromatum D6 | bei Angst, zu stürzen: Nr. 6 Kalium sulfuricum D6 | bei ängstlich-schwermütiger Stimmung; bei Angst mit Schwermut: Nr. 5 Kalium phosphoricum D6, Nr. 6 Kalium sulfuricum D6, Nr. 8 Natrium chloratum D6, Nr. 24 Arsenum jodatum D6 | bei Panik mit hektischer Gesichtsröte; bei ängstlich-angespannter Stimmung: Nr. 7 Magnesium phosphoricum D6 | bei Angst vor kommenden Ereignissen: Nr. 10 Natrium sulfuricum D6 | bei Angst mit körperlichen Symptomen wie Herzklopfen, Magendruck: Nr. 11 Silicea D12, Nr. 22 Calcium carbonicum Hahnemanni D6 | bei Furcht vor Geräuschen: Nr. 5 Kalium phosphoricum D6 und Nr. 11 Silicea D12 | bei Angst, dass ein Unglück passieren könnte: Nr. 17 Manganum sulfuricum D6 oder Nr. 22 Calcium carbonicum Hahnemanni D6 | bei Angst vor Dieben: Nr. 21 Zincum chloratum D6 | bei panikartigen Angstzuständen: Nr. 5 Kalium phosphoricum D6, Nr. 7 Magnesium phosphoricum D6, Nr. 14 Kalium bromatum D6 | bei Panik mit Angst, Erschöpfung, Zittern: Nr. 5 Kalium phosphoricum D6, Nr. 13 Kalium arsenicosum D6 | bei Panik bei generell unruhigen Menschen: Nr. 14 Kalium bromatum D6.

Was sonst noch hilft

Untersuchung auf Nahrungsmittelallergien/-intoleranzen (Adressen, siehe Seite 121). Selbstkonzept (siehe Seite 16). Urtinkturen (siehe Seite 119): Hypericum-Urtinktur. B-Vitamine, vor allem Vitamin B_1 (Apotheke, einzunehmen nach Packungsanleitung). GABA (siehe Seite 115). Warme Bäder (siehe Seite 119).
Bach-Blüten (siehe Seite 113): bei Furcht, Angst vor dem Alleinsein, Dunkelheit, Krankheiten und Tod Nr. 20 Mimulus; wenn generell ängstlich Nr. 14 Heather; bei entsetzlicher Angst Nr. 26 Rock Rose; bei Angst vor der Gegenwart Nr. 1 Agrimony; bei Angst vor der Zukunft, dem Schlaf und unbekannten Ängsten

TIPP

Leiden Sie unter Panikattacken, dann nehmen Sie zusätzlich zu den angegebenen Schüßler-Salzen noch Rescue Remedy (Notfalltropfen) – alle 15 bis 30 Minuten zwei Tropfen auf die Zunge geben.

NAHRUNG BELASTET DIE SEELE

Beobachtungen von Ärzten zufolge können Nahrungsmittelallergien und -unverträglichkeiten (Intoleranzen) nicht nur zu körperlichen, sondern auch zu seelischen Beschwerden führen. Die Folge sind Angststörungen, Unruhe oder Depressionen. Während bei Allergien die Beschwerden unmittelbar nach Verzehr auftreten, kann dies bei Intoleranzen zwei Tage später noch der Fall sein. Eine spezielle Blutuntersuchung bei Ihrem Arzt oder Heilpraktiker offenbart schnell, ob bei Ihnen starke Unverträglichkeiten vorliegen.

Nr. 2 Aspen; bei Angst vor Verlust der Kontrolle, Nervenzusammenbruch und bei Angst, verrückt zu werden, bei zwanghaften Ängsten Nr. 6 Cherry Plum.

Ärger, Aggression, Aufregung

Sind Sie schnell wütend, gereizt oder aggressiv, wenn etwas nicht so läuft, wie Sie es erwarten? Diese Reaktionen können medizinische Gründe haben (toxische Belastung) oder sie sind Ausdruck von charakterlichen Merkmalen, was allerdings das Verhalten anderen gegenüber nicht entschuldigt. Um mit Aggression und Reizbarkeit umgehen zu können, ist allerdings Selbstdisziplin nötig. Diese muss ständig trainiert werden. Versuchen Sie, andere Menschen so zu behandeln, wie Sie selbst behandelt werden möchten.

Schüßler-Salze

Generell harmonisierend, beruhigend: Nr. 7 Magnesium phosphoricum D6 (in akuten Situationen nach heftigem Ärger empfehle ich, dieses Salz als »Heiße Sieben« einzunehmen) | bei Neigung zu Wutausbrüchen: Nr. 12 Calcium sulfuricum D6 | bei Ärgerlichkeit: Nr. 3 Ferrum phosphoricum D12, Nr. 21 Zincum chloratum D6 | bei Reizbarkeit: Nr. 14 Kalium bromatum D6.

Was sonst noch hilft

Vitamin-B-Präparate (Apotheke, einzunehmen nach Packungsanleitung), vor allem Vitamin B$_1$, stärken Ihre Nerven. GABA (siehe Seite 115). Warme Bäder (siehe Seite 119). Bach-Blüten (siehe Seite 113): bei Neigung zu Wutausbrüchen Nr. 18 Impatiens; wenn Sie schnell ärgerlich reagieren Nr. 15 Holly; bei erhöhter Reizbarkeit Nr. 3 Beech und Nr. 18 Impatiens. Lernen Sie mithilfe von Yoga oder Qigong, sich nicht von anderen aus der Ruhe bringen zu lassen. Trainieren Sie durch Selbstdisziplin, nicht auszurasten.

Depressive Verstimmung, Depression, Melancholie

Der Begriff Melancholie (von griechisch »mélas« = schwarz, »chólos« = Galle) ist inzwischen überholt. Er geht auf Hippokrates (siehe Seite 15) zurück, der damit die trübsinnige, schwermütige Gemütsverfassung beschrieb und sie auf ein gestörtes Verhältnis der Körpersäfte (siehe Seite 9) zurückführte. Volkstümlich wird heute jede traurige Stimmung als Melancholie bezeichnet. In der Wissenschaft wird der Begriff gleichgesetzt mit der endogenen (von innen heraus entstehenden) Depression.

Die Depression hat viele Gesichter. Als wichtigste Symptome gelten Gefühlsleere, Antriebslosigkeit, Müdigkeit, Schlafstörungen und Nachlassen der Arbeitsleistung. Der Beginn von Depressionen ist oft schleichend. Von den vielen Ursachen sind nur ganz wenige bis heute geklärt. Die Psychiatrie unterscheidet 20 verschiedene Arten von Depressionen – bei den wenigsten hingegen kann sie Ursachen benennen. Zu den »offiziellen« Ursachen von Depressionen zählen Druck im Job, familiäre Belastungen, erhöhte Leistungsanforderungen und übermäßiger Alkoholgenuss. Auch schwere Schockerlebnisse, Nährstoffmangel, Schilddrüsenunterfunktion, Allergien und Nahrungsmittelunverträglichkeiten sowie gestörte biochemische Abläufe im Gehirn können Depressionen auslösen. Fehlt in der dunklen Jahreszeit der Lichteinfluss, sinken die Serotoninwerte im Gehirn, da die Ausschüttung des Glückshormons Serotonin durch Licht stimuliert wird. Die Erschöpfungsdepression ist Folge von Überforderung im privaten oder beruflichen Bereich. Dass wir uns schlecht fühlen, die Stimmung schwankt oder wir in ein seelisches Loch fallen, gehört zu unserem Leben wie Lachen oder Freude. Wir sind nicht gleich krank, wenn wir in eine depressive Phase gleiten.

TIPP

Leinöl stimuliert die Psyche, wirkt ausgleichend und stärkend und kann Depressionen und Angstzustände minimieren. Die Wirkung beruht auf den enthaltenen Omega-3-Fettsäuren (EPA und DHA, siehe Seite 85). Nehmen Sie täglich ein bis zwei Teelöffel davon ein – pur oder im Salat.

Schüßler-Salze

Das wichtigste Salz bei Depressionen allgemein sowie bei Depressionen nach körperlicher, seelischer oder geistiger Anstrengung: Nr. 5 Kalium phosphoricum D6 | grundsätzlich bei allen Arten von Depressionen und bei Depressionen mit gleichzeitig auftretender

Aggressivität und Unruhe: Nr. 7 Magnesium phosphoricum D6 | generell bei Depressionen: Nr. 1 Calcium fluoratum D12 | bei Depressionen in der Pubertät: Nr. 2 Calcium phosphoricum D6 | bei Trübsinn und bei Depressionen mit häufigem Weinen und bei denen die menschliche Zuwendung zur Verschlimmerung führt: Nr. 8 Natrium chloratum D6 | bei Depressionen bei Menschen, die gereizt sind: Nr. 9 Natrium phosphoricum D6 | bei Depressionen nach Kopf- und Wirbelsäulenverletzungen: Nr. 10 Natrium sulfuricum D6 | bei Depressionen in den Wechseljahren und bei Altersdepression – oft passend bei sonst lebhaften und gereizten Personen: Nr. 11 Silicea D12 | grundsätzlich bei Depressionen, Depressionen bei Menschen, die ihre Pflicht nicht erfüllen können (etwa die Arbeit, weil sie im Ruhestand sind), bei Depressionen aufgrund einer gescheiterten Beziehung und bei Depressionen, die zusammen mit Gedächtnisschwäche auftreten: Nr. 14 Kalium bromatum D6 | bei Depressionen durch Stress und Depressionen, die in Schüben auftreten: Nr. 16 Lithium chloratum D6 | bei Depressionen bei schwermütigem Charakter und bei Depressionen mit wechselnder Erregung: Nr. 21 Zincum chloratum D6.

Weitere Salze, die bei Depression und Schwermut wirksam sind, aber bisher allgemein nicht näher spezifiziert wurden: Nr. 15 Kalium jodatum D6, Nr. 18 Calcium sulfuratum D6, Nr. 19 Cuprum arsenicosum D6, Nr. 20 Kalium Aluminium sulfuricum D6, Nr. 22 Calcium carbonicum D6 und Nr. 23 Natrium bicarbonicum D6 sowie Nr. 24 Arsenum jodatum D6.

GU-ERFOLGSTIPP VITAMIN B_1 BEI DEPRESSIONEN

Menschen, die unter Erschöpfung leiden und zu Depressionen neigen, haben häufig einen Vitamin B_1-Mangel. Bei Blutuntersuchungen wurde festgestellt, dass die Werte deutlich niedriger waren als bei Gesunden. Vitamin B_1 kommt zum Beispiel vermehrt im frischen Getreidekorn vor. Ein frisch geschrotetes Getreidemüsli zum Frühstück – zum Beispiel mit frischem Obst, Nüssen und Sahne – kann Ihr seelisches Befinden verbessern.

Was sonst noch hilft

Urtinkturen (siehe Seite 119): Hypericum-Urtinktur. Omega-3-Fettsäuren, die EPA (Eicosapentaensäure) und DHA (Docosahexaensäure) enthalten (siehe Seite 85). Lichttherapie mittels Lichtduschen (Fachhandel) oder einer 60-Watt-Glühbirne. B-Vitamine (Apotheke, einzunehmen nach Packungsanleitung).

Bach-Blüten (siehe Seite 113): bei Depressionen und Depressionen mit bekannter Ursache Nr. 12 Gentian; bei chronischen Depressionen Nr. 13 Gorse; bei Depressionen ohne erkennbaren Grund, bei periodisch auftretenden und sehr heftigen Depressionen Nr. 21 Mustard; bei Depressionen, die bei körperlichen Krankheiten auftreten, Nr. 22 Oak. Generell hilfreich sind bei Depressionen außerdem Nr. 19 Larch, Nr. 24 Pine und Nr. 35 White Chestnut.

VIER MILLIONEN DEUTSCHE HABEN DEPRESSIONEN

Mehr als vier Millionen Deutsche leiden unter Depressionen, die Dunkelziffer ist weitaus höher. Laut einem ARD-Beitrag (11/2009) sollen 40 Prozent der Betroffenen unter genetisch bedingten Depressionen leiden, da bei ihnen der Ausstoß von Botenstoffen im Gehirn gestört ist. Die Ursache ist noch nicht umfassend erforscht. Die meisten Menschen verschweigen ihre Depression aus Angst, als Versager zu gelten.

Erröten

Wenn uns etwas peinlich ist, etwa weil wir vor anderen bloßgestellt wurden, dann schämen wir uns. Dies geht meist mit Erröten des Gesichts einher. Das heißt, das Blut steigt einem zu Kopf. Manche Menschen erröten leichter als andere. Dies ist ein Ausdruck hoher emotionaler Sensibilität.

Schüßler-Salze

Nr. 7 Magnesium phosphoricum D6 | Erröten aufgrund emotionaler Erlebnisse: Nr. 5 Kalium phosphoricum D6.

Was sonst noch hilft

Bach-Blüten (siehe Seite 113): Nr. 20 Mimulus.

Erschöpfungsdepression: siehe Depressive Verstimmung, Depression, Melancholie, Seite 73

Furcht: siehe Angststörungen, Panikattacken, Seite 69

Gedächtnisprobleme

Fallen uns zum Beispiel Namen von Personen oder Dingen nicht mehr ein, spricht man von flüchtigen Gedächtnisstörungen oder -schwäche als Folge eines Konzentrationsmangels. Vermehrt tritt dies bei geistiger Inaktivität, Durchblutungsstörungen im Kopf oder bei reduzierter Sauerstoffaufnahme und Schlafmangel auf. Betroffen ist meist das Kurzzeitgedächtnis. Im Alter treten Gedächtnisstörungen aufgrund von Durchblutungsstörungen im Gehirn, bedingt durch Arteriosklerose, häufiger auf. Viele meinen, dass sie an Alzheimer leiden, wenn ihnen etwas nicht einfällt. Erste Hinweise auf diese häufigste Form der Demenz im höheren Alter sind Sprachprobleme, Orientierungsschwierigkeiten, Vergessen von bekannten Personen oder zurückliegenden Ereignissen.

Schüßler-Salze

Bei Gedächtnisstörungen, wenn man beim Sprechen Wörter und Silben auslässt: Nr. 14 Kalium bromatum D6 | bei Gedächtnisverlust und Gedächtnisschwäche generell: Nr. 21 Zincum chloratum D6 oder Nr. 5 Kalium phosphoricum D6 oder Nr. 2 Calcium phosphoricum D6 oder Nr. 8 Natrium chloratum D6 oder Nr. 9 Natrium phosphoricum D6 (um herauszufinden, welches der Salze am besten für Sie geeignet ist, lesen Sie bitte die Steckbriefe) | bei Problemen, sich auf etwas zu konzentrieren: Nr. 3 Ferrum phosphoricum D12 oder Nr. 20 Kalium Aluminium sulfuricum D6 | bei Konzentrationsschwäche zusammen mit nervlicher Schwäche: Nr. 11 Silicea D12 | bei geistiger Schwäche mit erschwerter Konzentration, Mangel an Initiative und Mut vor jeder Unternehmung: Nr. 17 Manganum sulfuricum D6, Nr. 1 Calcium fluoratum D12 | weitere Salze: Nr. 7 Magnesium phosphoricum D6, Nr. 10 Natrium sulfuricum D6.

Was sonst noch hilft

Vitamin B_1 (Apotheke, einzunehmen nach Packungsanleitung). Gedächtnisübungen, etwa das Lösen von Kreuzworträtseln. Dolomit-Urgesteinsmehl (siehe Seite 113). Sport, Bewegung (siehe Seite 118). Bach-Blüten (siehe Seite 113): Nr. 9 Clematis.

Heimweh

Heimweh tritt als Folge von zeitlicher und örtlicher Trennung von Angehörigen auf. Besonders betroffen sind Kinder und Jugendliche. Diese seelische Belastung kann sich in Traurigkeit, Schlaflosigkeit oder Teilnahmslosigkeit äußern.

Schüßler-Salze

Bei Heimweh allgemein und Heimweh, obwohl Sie Interesse an Reisen haben: Nr. 5 Kalium phosphoricum D6 (morgens) und Nr. 7 Magnesium phosphoricum D6 (abends) – jeweils als »Heiße Sieben« (siehe Seite 28).

Was sonst noch hilft:
Bach-Blüten (siehe Seite 113): Nr. 16 Honeysuckle.

Hyperaktivität/ADHS, Aufmerksamkeitsstörungen

Hyperaktivität betrifft nicht nur Kinder, sondern auch Erwachsene. Ursachen sind zum Beispiel Vitalstoffmängel (Vitamine, Mineralstoffe, Aminosäuren), Belastung durch Genussgifte (Nikotin, Alkohol) und Stress/Überforderung. Kommt zur Hyperaktivität eine Aufmerksamkeits- und Konzentrationsstörung, spricht man von ADHS – dem Aufmerksamkeitsdefizit- und Hyperaktivitätssyndrom. Auch die Ursache von Aufmerksamkeitsstörungen, das heißt, wenn man sich nicht auf etwas Bestimmtes konzentrieren kann, sind Vitalstoffmängel oder Verteilungsstörungen von Mineralstoffen und Spurenelementen.

Schüßler-Salze

Bei Hyperaktivität mit schneller Erschöpfung, auch mit Weinerlichkeit: Nr. 8 Natrium chloratum D6 | bei Hyperaktivität mit Unaufmerksamkeit in der Schule, Lernstörungen, Unruhe oder seelischer Verstimmung: morgens Nr. 5 Kalium phosphoricum D6, vor dem Schlafen Nr. 7 Magnesium phosphoricum D6 – beide als »Heiße Sieben« (Seite 28); alternativ geeignet ist auch eine Mischung aus je fünf Tabletten der Nr. 7 und der Nr. 21 Zin-

DOSIERUNG

Wenn bei den Schüßler-Salzen keine weiteren Angaben zur Dosierung stehen, dann gilt die Regeldosierung (siehe Seite 28).

**SCHILDDRÜSE UNTER-
SUCHEN LASSEN**
Hyperaktivität kann bei
Kindern auch Folge einer
Überfunktion der Schild-
drüse sein. Wenn Kinder
zusätzlich noch sehr
schnell wachsen, sollten
die Schilddrüsenhormone
immer untersucht werden.

cum chloratum D6 vor dem Schlafen | bei Problemen, die Auf-
merksamkeit auf etwas zu fixieren: Nr. 2 Calcium phosphoricum
D6 (auch wenn man den Eindruck hat, nicht zusammenhängend
denken zu können) oder Nr. 11 Silicea D12 (wenn das Denken
schwerfällt, vorwiegend im Alter) | wenn das Denken mühsam ist
oder man die Worte verdreht: Nr. 8 Natrium chloratum D6 und
Nr. 9 Natrium phosphoricum D6; oder Nr. 2 Calcium phosphoricum D6 oder Nr. 17 Manganum sulfuricum D6 (auch als unter-
stützendes Salz bei Personen mit Demenz) | bei dem Gefühl der
Unfähigkeit zum Denken: Nr. 10 Natrium sulfuricum D6 | bei
Lernstörungen mit Gedächtnisstörung: Nr. 3 Ferrum phosphoricum D12; alternativ geeignet sind auch: Nr. 20 Kalium Aluminium sulfuricum D6 oder Nr. 21 Zincum chloratum D6.

Was sonst noch hilft
Dolomit-Urgesteinsmehl für die stoffliche Versorgung mit Magnesium und Kalzium (Adressen, siehe Seite 121). Vitamin-B-Präparate, vor allem Vitamin B$_1$ (Apotheke, einzunehmen nach Packungsanleitung). Warme Bäder (siehe Seite 119). Bach-Blüten
(siehe Seite 113): bei Hyperaktivität Nr. 18 Impatiens und Nr. 35
White Chestnut; bei Aufmerksamkeitsstörungen Nr. 7 Chestnut
Bud und Nr. 33 Walnut; bei Lernstörungen Nr. 9 Clematis.

Hypochondrie

Unter Hypochondrie versteht man das übertriebene Besorgtsein
um die Gesundheit mit ständiger Selbstbeobachtung der körperlichen Vorgänge auf Zeichen mit möglichem Krankheitswert.
Treten beispielsweise Gelenkschmerzen auf, denken die Betroffenen, sie haben Rheuma. Bei einem Stich in der Brust befürchten
sie, eine Herzerkrankung zu haben. Aber auch normale körperliche Anzeichen werden als Krankheit interpretiert. In der heutigen
Informationsgesellschaft kann viel Wissen über Krankheiten im
Internet abgefragt werden. Die Informationen über die Symptome werden dann am eigenen Körper gesucht und meist auch
festgestellt. Als Teufelskreis kann die Hypochondrie tatsächlich zu
einer körperlichen Erkrankung führen.

Schüßler-Salze

Bei Hypochondrie: Nr. 5 Kalium phosphoricum D6 und Nr. 21
Zincum chloratum D6 | alternativ: Nr. 8 Natrium chloratum D6
oder Nr. 23 Natrium bicarbonicum D6 (dieses Salz vor allem bei
zusätzlichen Magenbeschwerden).

Was sonst noch hilft

Wichtig ist, dass Sie Ihre Probleme objektiv betrachten und sie
realistisch einschätzen (Selbstkonzept, siehe Seite 16). Bach-Blüten (siehe Seite 113): bei Hypochondrie Nr. 14 Heather; bei Angst
Nr. 20 Mimulus.

**Konzentrationsstörungen: siehe Hyperaktivität/ADHS, Aufmerk-
samkeitsstörungen, Seite 77**

Kummer und Trauer

Situationen, die uns Kummer bereiten, uns traurig machen, lassen sich nie vermeiden. Auch wenn es schmerzhafte Erlebnisse
sind, zeigen sie uns, dass wir Gefühle und kein Herz aus Stahl
haben. Dennoch wünschen wir uns, Kummer und Trauer ver-
schwänden möglichst schnell wieder aus unserem Leben. Manchmal braucht es Zeit, und die Zeit heilt, wie der Volksmund sagt,
alle Wunden. Doch haben Sie auch viel selbst in der Hand. Unternehmungen mit Freunden beispielsweise, selbst wenn Ihnen in
diesem Moment nicht nach Geselligkeit zumute ist, helfen von
der Trauer abzulenken.

Schüßler-Salze

Bei Traurigkeit mit schlechter Laune: Nr. 13 Kalium arsenicosum
D6 | bei Kummer, verursacht durch eine unglückliche Liebe: Nr. 2
Calcium phosphoricum D6/D12 | bei Kummer, wenn man dem
Vergangenen nachhängt, und bei häufigem Weinen: Nr. 8 Na-
trium chloratum D6 | wenn Musik die Traurigkeit verschlimmert:
Nr. 10 Natrium sulfuricum D6 | bei Traurigkeit mit Herzklopfen:
Nr. 5 Kalium phosphoricum D6 | generell bei Traurigkeit: Nr. 11
Silicea D12 und Nr. 13 Kalium arsenicosum D6.

AKTIV GEGEN DEN KUMMER

Lassen Sie sich von Ihrem Kummer nicht in die Knie zwingen. Gehen Sie aktiv dagegen an, indem Sie sich bewegen. Hüpfen Sie auf dem Trampolin oder laufen, walken oder wandern Sie. Die dadurch freigesetzten Glückshormone bringen die gute Laune zurück.

Was sonst noch hilft

Urtinkturen (siehe Seite 119): bei Traurigkeit nach Schreck und Traumen (seelische, körperliche Verletzungen) Geranium-robertianum-Urtinktur. Selbstkonzept (siehe Seite 16). Bach-Blüten (siehe Seite 113): Nr. 21 Mustard und Nr. 34 Water Violet.

Lampenfieber, Prüfungsangst

Unter Prüfungsangst und Lampenfieber leiden nicht nur sensible Menschen, auch »Hartgesottene« haben damit zu kämpfen, selbst wenn sie es nicht zugeben. Die Frage ist, ob die Angst noch im Rahmen liegt oder ob sie derart überhandnimmt, dass Sie nicht mehr schlafen, nicht mehr essen und erst recht nicht mehr denken können. Dann sollten Sie schleunigst etwas dagegen unternehmen.

Schüßler-Salze

DOSIERUNG
Wenn bei den Schüßler-Salzen keine weiteren Angaben zur Dosierung stehen, dann gilt die Regeldosierung (siehe Seite 28).

Die Schüßler-Salze geben Ihnen die innere Ruhe und geistige Klarheit, die Sie brauchen. Bewährt hat sich mein Prüfungsschema: morgens Nr. 5 Kalium phosphoricum D6, vor dem Schlafengehen Nr. 7 Magnesium phosphoricum D6 – beide Salze als »Heiße Sieben« (siehe Seite 28). Beginnen Sie acht Tage vor der Prüfung mit der Einnahme.

Was sonst noch hilft

Die Einstellung, mit der Sie zu einer Prüfung gehen oder einen Vortrag vor einem Publikum halten, entscheidet, wie Sie sich fühlen. Machen Sie sich bewusst, dass Sie kein schlechterer Mensch sind, wenn es nicht so klappt, wie Sie es sich wünschen. Es gibt gute und schlechte Tage. Wenn Sie aber entspannt und mit dem richtigen Denken (Selbstkonzept, siehe Seite 16) zur Prüfung gehen, fühlen Sie sich auch gut, wenn es mal nicht so klappt.
Vitamin B_1 (Apotheke, einzunehmen nach Packungsanleitung). Warme Bäder (siehe Seite 119). Bach-Blüten (siehe Seite 113): Nr. 20 Mimulus; bei panikartigen Ängsten Nr. 26 Rock Rose.

Lernstörungen: siehe Hyperaktivität/ADHS, Aufmerksamkeitsstörungen, Seite 77

Nervosität

Als Nervosität wird eine durch Überlastung oder Überreizung des Nervensystems bedingte Übererregung bezeichnet. Andere Bezeichnungen dafür sind Nervenschwäche, vegetative, neurovegetative, psychovegetative Dystonie (siehe Info rechts). Es gibt Menschen, die von ihrer Konstitution her »Nervenbündel« sind, andere sind in bestimmten Situationen nervös.

Nervosität kann einhergehen mit Schwitzen, Kopfschmerzen (siehe Seite 99), Schlafstörungen (siehe Seite 106), Müdigkeit, Schwindel (siehe Seite 107), zittrigen Händen oder nervösem Husten (Reiz- oder Kitzelhusten).

DYSTONIE

Darunter versteht man Störungen von Körperfunktionen etwa durch Stress oder Infekte, denen eine Fehlregulation des vegetativen (nicht dem Willen unterworfenen) Nervensystems und seiner Steuerungszentren zugrunde liegt.

Schüßler-Salze

Bei Nervosität mit Schwitzen, Reizhusten mit nachfolgender Schwäche: Nr. 5 Kalium phosphoricum D6 | bei zittrigen, feuchten Händen in angespannten Situationen: Nr. 14 Kalium bromatum D6 oder Nr. 20 Kalium Aluminium sulfuricum D6 | bei Nervosität und Unruhe, auch bei nervösen Beschwerden im Alter: Nr. 7 Magnesium phosphoricum D6 zusammen mit Nr. 21 Zincum chloratum D6 | bei blassen Personen: Nr. 2 Calcium phosphoricum D6 | bei partieller übermäßiger Schweißbildung, Schweißausbrüchen und nervösem Nachtschweiß mit Unruhe: Nr. 2 Calcium phosphoricum D6/D12 | bei großer nervlicher Erregung und Fußschweiß: Nr. 11 Silicea D12 | bei Nervosität mit übel riechendem Schweiß: Nr. 6 Kalium sulfuricum D6 | bei nervlicher Schwäche mit Ungeschicklichkeit: Nr. 8 Natrium chloratum D6 | bei nervöser Schwäche mit Hastigkeit: Nr. 24 Arsenum jodatum D6 | bei nervösem Kitzelhusten: Nr. 7 Magnesium phosphoricum D6 als »Heiße Sieben« (siehe Seite 28) | wenn Sie in angespannten Situationen schwitzen: Nr. 19 Cuprum arsenicosum D6, Nr. 20 Kalium Aluminium sulfuricum D6 und Nr. 21 Zincum chloratum D6.

Generell passen auch folgende Salze bei Nervosität: Nr. 3 Ferrum phosphoricum D12, Nr. 9 Natrium phosphoricum D6; Nr. 19 Cuprum arsenicosum D6, Nr. 17 Manganum sulfuricum D6 (um herauszufinden, welches Salz am besten zu Ihnen passt, lesen Sie bitte die Steckbriefe).

TIPP
Sind Sie nervös oder schwitzen Sie schnell bei Stress, Anstrengung und in angespannten Situationen (z. B. Gespräch mit dem Chef), dann helfen Entspannungstechniken wie Autogenes Training oder Muskelentspannung nach Jacobson (Seite 114).

Was sonst noch hilft
Bei Schwitzen haben sich grundsätzlich Salbei-Zubereitungen bewährt wie die Salvia-Urtinktur (Urtinkturen, siehe Seite 119) oder Salbei-Tee. Bei nervösem Husten hilft Plantago-lanceolata-Urtinktur. Warme Bäder (siehe Seite 119).
Bach-Blüten (siehe Seite 113): bei Nervosität Nr. 1 Agrimony, Nr. 2 Aspen und Nr. 20 Mimulus; bei vegetativer Dystonie Nr. 37 Wild Rose und Nr. 4 Centaury oder Nr. 1 Agrimony und/oder Nr. 20 Mimulus; bei Fußschweiß Nr. 10 Crab Apple.

Niedergeschlagenheit: siehe Depressive Verstimmung, Depression, Melancholie, Seite 73

Posttraumatische Belastungsstörung (PTBS)

Darunter versteht man die Reaktion auf ein belastendes Ereignis, zum Beispiel als Folge eines Unfallgeschehens (traumatisches Erlebnis) oder einer Straftat (als Opfer). Symptome sind Angst, Depression, Aggressivität, das Gefühl der Hilflosigkeit und Suchtverhalten. Bei Personen, die rauchen, wurde festgestellt, dass sie ein weitaus höheres Risiko haben, an PTBS zu erkranken. Halten die Beschwerden länger als drei Monate an, spricht man von einer chronischen Belastungsstörung. Wichtigste Therapiemethode noch vor dem Einsatz von Medikamenten ist die Psychotherapie.

Schüßler-Salze
Nr. 5 Kalium phosphoricum D6 | bei Unruhe: Nr. 7 Magnesium phosphoricum D6.

Was sonst noch hilft
Selbstkonzept (siehe Seite 16). Omega-3-Fettsäuren und Vitamin-B_1-Präparate zur Stärkung der Psyche (Apotheke, einzunehmen nach Packungsanleitung). Urtinkturen (siehe Seite 119): Geranium-robertianum-Urtinktur. Bach-Blüten (siehe Seite 113): Nr. 29 Star of Bethlehem und Nr. 20 Mimulus und Nr. 21 Mustard.

Prüfungsangst: siehe Lampenfieber, Seite 80

Selbstbewusstsein/Selbstvertrauen, mangelndes

Fehlendes Selbstbewusstsein ist keine psychische Störung, sondern es deutet darauf hin, dass Sie sensibel sind und es bisher nicht geschafft haben, Ihre Persönlichkeit so zu entwickeln oder Ihre Fähigkeiten so für sich anzunehmen, dass Sie von sich selbst sagen können: »Ich bin gut!« Wer gut ist und sich dies zugesteht, entwickelt automatisch mehr Selbstbewusstsein und Selbstsicherheit. Allerdings braucht man realistische Erfolgserlebnisse, denn sich einen Erfolg nur vorzumachen nützt nichts. Wenn es aber keine Erfolgserlebnisse gibt? Es gibt immer welche! Es gibt im Lauf eines Tages immer irgendetwas, das Sie gut gemacht haben. Wünschen Sie es sich und gestehen Sie es sich zu, dass es so ist!

Schüßler-Salze

Bei Unsicherheit: Nr. 5 Kalium phosphoricum D6 und Nr. 11 Silicea D12 | wenn wichtig ist, was die anderen von einem denken: Nr. 1 Calcium fluoratum D12 | generell bei mangelndem Selbstbewusstsein: Nr. 12 Calcium sulfuricum D6 oder Nr. 22 Calcium carbonicum D6.

Was sonst noch hilft

Bach-Blüten (siehe Seite 113): für die Entwicklung der eigenen Persönlichkeit Nr. 24 Pine; bei Mangel an Selbstvertrauen Nr. 19 Larch; bei vorübergehendem Verlust des Selbstvertrauens Nr. 11 Elm.

Stress

Die Weltgesundheitsorganisation (WHO) nennt Stress eine der größten Gesundheitsgefahren des 21. Jahrhunderts. Stressbedingte Symptome sind Depressionen, Erschöpfung, Schwindel, Magen-Darm-Beschwerden, Rückenschmerzen, Engegefühl in der Brust, Atemstörungen, Kopfschmerzen und Bluthochdruck. Stress schwächt das Immunsystem, weshalb man in solchen Phasen schneller eine Infektionskrankheit bekommt oder Herpes-Bläschen. Dies wurde inzwischen vielfach durch die junge Wissenschaft der Psychoneuroimmunologie bestätigt (siehe Seite 13).

WANDERN HILFT

Mein Erfolgsrezept gegen Stressbeschwerden heißt Wandern. Versuchen Sie, wenigstens einmal pro Woche vier bis fünf Stunden zu wandern – danach fühlen Sie sich wie neugeboren.

ZEHN HILFREICHE TIPPS BEI STRESS

Die Unternehmensberatung The Right Way, Spezialist für Stressbewältigung und Burnout-Prävention, hat die folgenden zehn Tipps bei Stressbeschwerden aufgestellt:

1. Atmen Sie tief ein und aus.
2. Denken Sie an etwas Schönes.
3. Gönnen Sie sich mehrere kurze Ruhepausen, zum Beispiel 50 Minuten arbeiten, zehn Minuten Pause.
4. Lachen Sie: Lachen entspannt.
5. Achten Sie auf Ihre Worte: Seien Sie freundlich zu sich selbst.
6. Machen Sie klare Aussagen und lernen Sie, Nein zu sagen.
7. Achten Sie auf Ihre Ernährung: Verzehren Sie unter Stress komplexe Kohlenhydrate wie Kartoffeln oder Getreide.
8. Trainieren Sie Ihren Körper und Ihr Körpergefühl. Beim Sport werden Stresshormone abgebaut.
9. Setzen Sie Prioritäten. Konzentrieren Sie sich auf wichtige Aufgaben.
10. Schlafen Sie ausreichend, vor allem vor Mitternacht. So erholen sich die Nerven.

Schüßler-Salze

Bewährt hat sich die Anti-Stress-Kur: Nr. 2 Calcium phosphoricum D6 im Lauf des Morgens, Nr. 5 Kalium phosphoricum D6 im Lauf des Mittags, Nr. 7 Magnesium phosphoricum D6 vor dem Schlafen – jeweils drei Tabletten (nehmen Sie immer nur eine Tablette in den Mund).
Generell beruhigend wirkt Nr. 14 Kalium bromatum D6.

Was sonst noch hilft

GABA (siehe Seite 115). Bach-Blüten (siehe Seite 113): Nr. 39 Rescue Remedy oder Nr. 18 Impatiens und Nr. 23 Olive und Nr. 22 Oak.

Überempfindlichkeit/Hypersensibilität

Als sensibler Mensch ist man sehr feinfühlig und empfindsam. Man nimmt sich alles sehr zu Herzen. Dadurch machen Sie sich das Leben schwerer, als es sein müsste. Das ist in erster Linie Ihr Problem. Wenn Sie allerdings mit Ihrer Empfindlichkeit Ihre Beziehung oder Freundschaften belasten und dadurch häufig allein sind, leidet die Seele. Überempfindlichkeit und Sensibilität lassen sich nicht einfach abstellen, wir haben sie in die Wiege gelegt bekommen. Doch wir können lernen, damit umzugehen. Wir haben es in der Hand, unser Befinden trotz dieser Aspekte zu verbessern, den Umgang mit anderen Menschen unproblematischer zu gestalten. Sie haben es selbst in der Hand, wie Sie sich fühlen.

Schüßler-Salze

Generell bei Überempfindlichkeit: Nr. 2 Calcium phosphoricum D6, Nr. 3 Ferrum phosphoricum D12, Nr. 13 Kalium arsenicosum D6, Nr. 8 Natrium chloratum D6, Nr. 17 Manganum sulfuricum D6, Nr. 22 Calcium carbonicum D6, Nr. 24 Arsenum jodatum D6 | bei sehr feinfühligen Menschen: Nr. 9 Natrium phosphoricum D6 | bei empfindlichen Personen: Nr. 21 Zincum chloratum D6.

Was sonst noch hilft

Treiben Sie Sport! Das regt die Ausschüttung von Botenstoffen im Gehirn an (siehe Erfolgstipp Seite 118) und hilft, Ihre Persönlichkeit zu festigen. Urtinkturen (siehe Seite 119): bei Überempfindlichkeit aller Sinne Valeriana-Urtinktur. Bach-Blüten (siehe Seite 113): bei Labilität Nr. 28 Scleranthus.

Unruhe, Ruhelosigkeit

Mit Unruhe (Hyperkinese) und Ruhelosigkeit bezeichnet man einen Zustand gesteigerter körperlich-motorischer und geistig-seelischer Funktionen. Unruhe äußert sich in übermäßiger Bewegungsaktivität wie Fingertrommeln. Neben aufputschenden Getränken wie Kaffee kann Unruhe auch stressbedingt sein oder emotionale Ursachen haben.

Schüßler-Salze

Generell bei Unruhe (körperlich und nervlich): Nr. 7 Magnesium phosphoricum D6 |

OMEGA-3-FETTSÄUREN – POLSTER FÜR DIE NERVEN

Fischölkapseln können bis zu 60 Prozent psychische Beschwerden wie Unruhe, Depressionen und Angst lindern. Ärzte haben beobachtet, dass in Ländern, in denen weniger Fisch verzehrt wird, psychiatrische Erkrankungen häufiger vorkommen (Zeitschrift LANCET, 1998). Mehrere Studien (u. a. eine Studie der amerikanischen Universität Pittsburgh Medical School im Jahr 2006) bestätigten die positive Wirkung von Fettsäuren für die Psyche. Achten Sie darauf, dass Ihr Omega-3-Fettsäure-Präparat sowohl EPA (Eicosapentaensäure) als auch DHA (Docosahexaensäure) enthält.

GU-ERFOLGSTIPP

IST IHRE SCHILDDRÜSE IN ORDNUNG?

Psychische, körperliche und geistige Beschwerden können auf eine Störung der Schilddrüse hinweisen. Dazu zählen Depressionen, aber auch Müdigkeit und Unruhe. Diese Zustände können wechseln, je nach Menge der Hormone, die die Schilddrüse produziert. Lassen Sie bei Ihrem Arzt oder Heilpraktiker die Schilddrüsenwerte über ein Labor bestimmen – so erhalten Sie Klarheit, ob möglicherweise hier therapeutisch angesetzt werden muss.

nur bei nervlicher Unruhe: Nr. 1 Calcium fluoratum D12, Nr. 3 Ferrum phosphoricum D12, Nr. 5 Kalium phosphoricum D6, Nr. 6 Kalium sulfuricum D6 | bei nächtlicher Unruhe: Nr. 3 Ferrum phosphoricum D12 | wenn Sie Ihre Hände immer bewegen müssen: Nr. 14 Kalium bromatum D6 | bei Ruhelosigkeit in Beinen/Füßen, wenn Sie im Bett nicht still liegen können: Nr. 21 Zincum chloratum D6 | bei Ruhelosigkeit, weil Sie laufend etwas Neues erleben wollen: Nr. 2 Calcium phosphoricum D6.

Bei Unruhe sind außerdem geeignet: Nr. 11 Silicea D12, Nr. 13 Kalium arsenicosum D6, Nr. 14 Kalium bromatum D6, Nr. 15 Kalium jodatum D6, Nr. 16 Lithium chloratum D6, Nr. 19 Cuprum arsenicosum D6, Nr. 22 Calcium carbonicum D6, Nr. 24 Arsenum jodatum D6; um herauszufinden, welches Salz am besten zu Ihnen passt, lesen Sie bitte die Steckbriefe.

Was sonst noch hilft
Selbstkonzept (siehe Seite 16). GABA (siehe Seite 115). Bach-Blüten (siehe Seite 113): generell Nr. 18 Impatiens; bei Unruhe Nr. 35 White Chestnut; bei Ruhelosigkeit Nr. 1 Agrimony.

Willensschwäche, Charakterschwäche

Sensible Personen haben Schwierigkeiten, ihren Willen durchzusetzen. Es belastet sie, wenn sie Ja sagen, obwohl sie eigentlich Nein sagen möchten. Zum eigenen Vorteil aber können Sie daran arbeiten und lernen, auch Nein zu sagen (Bücher, siehe Seite 120). Charakterschwäche hängt eng mit Willensschwäche zusammen. Auch hier besteht oft das Problem, nicht Nein sagen zu können oder es den anderen recht machen zu wollen. Ebenso zählt dazu, wenn man Dinge verspricht und sie dann nicht durchsetzen oder einhalten kann, weil man zu schwach ist.

Schüßler-Salze

Nr. 3 Ferrum phosphoricum D12 oder Nr. 5 Kalium phosphoricum D6 oder Nr. 8 Natrium chloratum D6 oder Nr. 21 Zincum chloratum D6.

Was sonst noch hilft

Nehmen Sie an Kursen teil, die Ihnen helfen, Ihre Persönlichkeit zu festigen, und lernen Sie Ihre Probleme nach und nach zu meistern, indem Sie sich täglich Ziele setzen und zu dem stehen, was Sie gesagt haben. Ohne dies geht es leider nicht, auch wenn das Einnehmen von Medikamenten der einfachere Weg ist. Bach-Blüten (siehe Seite 113): Nr. 4 Centaury und Nr. 5 Cerato.

Zwangsstörungen, Zwangsverhalten

Unter Zwangsstörung, Zwangsverhalten (Wasch- oder Kontrollzwang) und Zwangsgedanken (Zählzwang, Grübelzwang, Räusperzwang – siehe Seite 96) versteht man die sinnlose Wiederholung von Handlungen. Oft treten Zwangssymptome mit Depression auf. Leichte Zwangsstörungen wie »Habe ich den Herd abgeschaltet« sind harmlos, wenn sie hin und wieder auftreten. Steigert sich das Zwangsverhalten derart, dass es zur Belastung wird und Sie deshalb eine Stunde früher aufstehen, um die Kontrollhandlungen durchführen zu können, sollten Sie etwas dagegen unternehmen.

PHOBIE – ZWANG

Im Gegensatz zur Phobie (siehe Seite 69) wird der Zwang meist durch innere Antriebe ausgelöst und als sinnlos erlebt. Zudem existiert kein wirklich erfolgreiches Vermeidungsverhalten.

Schüßler-Salze

Bei Zwangsstörungen: Nr. 3 Ferrum phosphoricum D12, Nr. 7 Magnesium phosphoricum D6, Nr. 20 Kalium Aluminium sulfuricum D6 (um herauszufinden, welches Salz am besten zu Ihnen passt, lesen Sie bitte die Steckbriefe) | bei Beschäftigungsdrang: Nr. 2 Calcium phosphoricum D6 und Nr. 14 Kalium bromatum D6.

Was sonst noch hilft

Psychotherapie, um die Zwangsrituale zu blockieren und das Fehlverhalten/-denken aufzudecken. Bach-Blüten (siehe Seite 113): bei Anspannung, Zwangsverhalten Nr. 39 Rescue Remedy (Notfalltropfen); bei Reinigungszwang Nr. 10 Crab Apple.

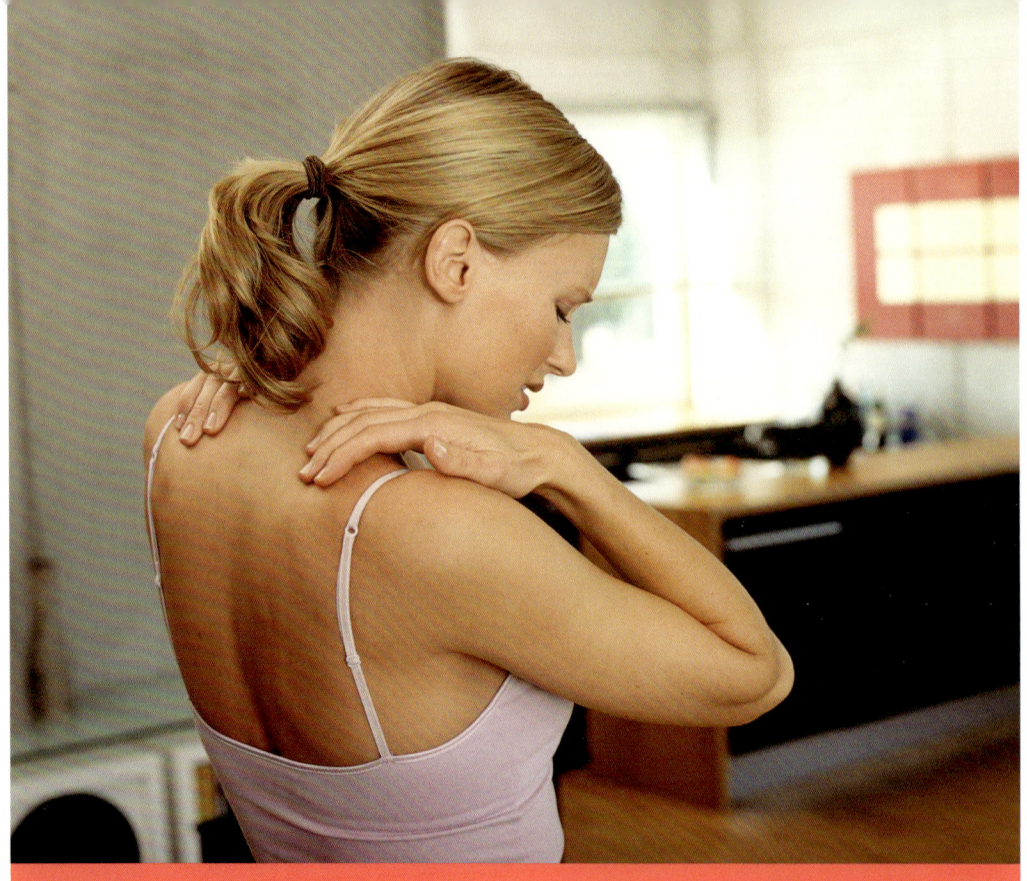

Psychosomatische Beschwerden

Sie haben sicher auch schon die Erfahrung gemacht, dass Sie sich geärgert haben und daraufhin prompt Magenbeschwerden bekamen. Das ist praktische Psychosomatik. So heißt die Lehre von den Wechselbeziehungen zwischen Leib und Seele. Bei psychosomatischen Beschwerden entwickeln sich organische Veränderungen oder Funktionsstörungen im Zusammenhang mit einem chronischen Konflikt. Typische psychosomatische Krankheiten sind Asthma, Magengeschwür, Reizdarm oder Colitis ulcerosa.

Asthma bronchiale

Das Bronchialasthma ist durch Atemnot, Hustenanfälle und durch das Gefühl des Erstickens gekennzeichnet. Dabei wird nicht zu wenig Luft eingeatmet, sondern durch einen Bronchialkrampf zu wenig Luft ausgeatmet. Asthma kann eine allergische Reaktion des Körpers darstellen auf unverträgliche Stoffe, etwa in der Nahrung. Praktisch immer besteht jedoch eine Übererregbarkeit der Bronchien und ebenso eine psychische Übererregung. Die Psychosomatik sieht in Asthma eine nicht mehr bestehende Kommunikationsfähigkeit, die vor dem Auftreten der Erkrankung in einer Partnerschaft vorhanden war. In der Psychoanalyse werden zum Beispiel gestörte Familienbeziehungen, meist zur Mutter, als Auslöser angesehen. Deshalb wird das erschwerte Atmen (»Giemen«) und Husten als Schrei nach der Mutter gedeutet.

Schüßler-Salze

Bewährt hat sich mein Asthma-Schema: morgens Nr. 5 Kalium phosphoricum D6, vor dem Mittagessen Nr. 6 Kalium sulfuricum D6 und vor dem Schlafen Nr. 7 Magnesium phosphoricum D6, jeweils als »Heiße Sieben« (siehe Seite 28). Sollte sich keine Besserung einstellen, mischen Sie morgens und abends das jeweilige Salz mit Nr. 10 Natrium sulfuricum D6 (dann je Salz fünf Tabletten auflösen) | bei Asthma mit krampfhaftem Husten, Unruhe und Angst: Nr. 19 Cuprum arsenicosum D6.

Was sonst noch hilft

Buteyko-Atemtechnik (Bücher, siehe Seite 120). Urtinkturen (siehe Seite 119): mit Druckgefühl in der Brust Crataegus-Urtinktur; mit Angstzuständen Hedera-helix-Urtinktur; generell Glechoma-hederacea-Urtinktur. Bach-Blüten (siehe Seite 113): Nr. 18 Impatiens, Nr. 31 Vervain.

Bluthochdruck

Davon spricht man, wenn die Messwerte ständig den Grenzwert von 140/90 mmHG (Millimeter Quecksilbersäule, siehe rechts) übersteigen. Neben einem durch ein erkranktes Organ ausgelös-

BLUTDRUCKWERTE
Der Blutdruck wird immer mit zwei Messwerten angegeben. Der erste Wert gibt den systolischen Blutdruck an, wenn sich der Herzmuskel zusammenzieht, der zweite Wert gibt den diastolischen Blutdruck an, wenn sich die Herzkammern wieder erweitern.

DOSIERUNG
Wenn bei den Schüßler-Salzen keine weiteren Angaben zur Dosierung stehen, dann gilt die Regeldosierung (siehe Seite 28).

ten Bluthochdruck gibt es auch den ohne erkennbare Ursache auftretenden Bluthochdruck, auch essenzieller Bluthochdruck oder essenzielle Hypertonie genannt.

Die Psychoanalytiker sehen die Ursache darin, dass der Mensch unfähig ist, Ärger und Aggression angemessen auszudrücken. Bluthochdruck tritt oft bei Stress auf.

Schüßler-Salze

Generell zur Beruhigung bei »überschießenden« Reaktionen: Nr. 7 Magnesium phosphoricum D6 (in akuten Situationen bis zum Arztbesuch als »Heiße Sieben«, siehe Seite 28) | bei Stressbelastung mit Unruhe zusätzlich: Nr. 14 Kalium bromatum D6 | generell: Nr. 15 Kalium jodatum D6.

Was sonst noch hilft

Dolomit-Urgesteinsmehl (siehe Seite 113). Urtinkturen (siehe Seite 119): bei Blutdruckstörungen mit Druck in der Herzgegend Crataegus-Urtinktur. Bach-Blüten (siehe Seite 113): Nr. 4 Centaury und Nr. 32 Vine.

Bulimie: siehe Essstörungen, Seite 93

Burnout-Reaktion: siehe Erschöpfung, Seite 91

Colitis ulcerosa, Morbus Crohn und Reizdarm

Bei Colitis ulcerosa handelt es sich um Entzündungen im Bereich der Dick- und Enddarmschleimhaut (Mastdarm) mit blutig-schleimigen Durchfällen und Bauchschmerzen. Depressionen, Bindungs- und Abhängigkeitskonflikte können die Krankheit ungünstig beeinflussen. Auch Ärger-Konflikte sind eine Ursache. Bei Morbus Crohn kann sich die Entzündung auf den gesamten Darmtrakt erstrecken. Die Erkrankung kann sich jahrelang nur durch untypische Beschwerden (Durchfall, Verstopfung, Gewichtsabnahme) äußern, bevor Analfisteln auf sie hindeuten. Symptome eines Reizdarms (Colon irritabile, Reizkolon) sind

Schmerzen, Völlegefühl, Rumoren, Blähungen, Störungen des Stuhlgangs (Wechsel von Durchfällen und Verstopfung). Es liegt eine Anfälligkeit des Dickdarms gegenüber den verschiedensten Einflüssen vor. Sowohl Infektionen, Allergien oder psychische Belastungen können einen Reizdarm auslösen.

Schüßler-Salze
Bei entzündlichen Darmveränderungen: Nr. 3 Ferrum phosphoricum D12 und Nr. 4 Kalium chloratum D6 | bei Depressionen zusätzlich: Nr. 5 Kalium phosphoricum D6 | bei heftigen Durchfällen: Nr. 10 Natrium sulfuricum D6 | bei Reizdarm aufgrund von sensibler Schwäche/Nervenschwäche: Nr. 5 Kalium phosphoricum D6 | bei Schmerzen: Nr. 7 Magnesium phosphoricum D6.

Was sonst noch hilft
Untersuchung des Stuhlgangs auf bakterielle Fehlbesiedelung und entsprechende Behandlung der Darmflora im Darm. Ananas-/Papaya-Enzyme (Apotheke, einzunehmen nach Packungsanleitung). Urtinkturen (siehe Seite 119): bei Darmschleimhautentzündungen Hedera-helix- oder Salvia-Urtinktur. Bach-Blüten (siehe Seite 113): bei Ärger-Konflikten Nr. 15 Holly; bei Depressionen Nr. 21 Mustard; bei Angststörungen Nr. 20 Mimulus; für die Entwicklung der eigenen Persönlichkeit Nr. 24 Pine; bei Reizdarm Nr. 3 Beech und Nr. 26 Rock Rose.

Erschöpfung, Burnout-Reaktion
Unter Burnout-Reaktion versteht man das Gefühl des »Ausgebranntseins«, meist aufgrund von starker mentaler, körperlicher oder seelischer Belastung. Oft sind es mehrere negative Lebenserlebnisse. Diese Belastung, zum Beispiel ausgelöst durch sozialen Stress am Arbeitsplatz, führt zu psychischer und physischer Erschöpfung und Kraftlosigkeit.

Schüßler-Salze
Bei geistig-körperlicher und seelischer Erschöpfung: Nr. 5 Kalium phosphoricum D6 | bei Erschöpfung: Nr. 3 Ferrum phospho-

EINNAHME MEHRERER TABLETTEN
Mehrere Tabletten gleichzeitig einzunehmen bringt nichts. Denn nicht die Quantität ist entscheidend, sondern die Qualität der Dosierung. Jede einzelne Tablette stellt für den Körper einen Heilreiz dar. Nehmen Sie also lieber öfter eine Tablette in den Mund.

KUPFER FÜR VITALITÄT
Sie fühlen sich schlaff und sind ständig müde? Dies kann auf eine Anämie hinweisen als Folge eines Kupfermangels. Kupfer ist nötig, damit der Körper das Eisen aus der Nahrung in den roten Blutfarbstoff Hämoglobin einbauen kann.

ricum D12; Nr. 6 Kalium sulfuricum D6; Nr. 8 Natrium chloratum D6; Nr. 18 Calcium sulfuratum D6; Nr. 19 Cuprum arsenicosum D6 | vorwiegend bei Erschöpfung nach Krankheiten: Nr. 2 Calcium phosphoricum D6 | bei Erschöpfung mit erhöhter Nervenerregbarkeit: Nr. 11 Silicea D12 | bei Erschöpfung nach geistiger Anstrengung: Nr. 21 Zincum chloratum D6 | bei Erschöpfung mit körperlicher Mattigkeit, ständig oder anfallsweise: Nr. 1 Calcium fluoratum D12.

Was sonst noch hilft

Omega-3-Fettsäuren (siehe Seite 85) und Vitamin B_1 (Apotheke, einzunehmen nach Packungsanleitung). Urtinkturen (siehe Seite 119): bei Depression Hypericum-Urtinktur; bei Überforderung Avena-sativa-Urtinktur; bei Erschöpfung mit Kreislaufschwäche Crataegus-Urtinktur. Dolomit-Urgesteinsmehl (siehe Seite 113). Bach-Blüten (siehe Seite 113): Nr. 23 Olive, Nr. 4 Centaury, Nr. 20 Mimulus, Nr. 29 Star of Bethlehem (nach Schock).
Erholen Sie sich wirklich in der Freizeit. Vermeiden Sie Freizeitstress wie »Australien in 14 Tagen«.

DEM BURNOUT VORBEUGEN

Das Arbeiten bis zur Erschöpfung, zum Beispiel vor dem Urlaub oder im familiären Bereich vor Weihnachten, kann zum Burnout-Syndrom, zum Ausgepowertsein, führen. Die psychische Überbeanspruchung schwächt oft das Immunsystem, die Folge ist ein Infekt. Ziehen Sie deshalb rechtzeitig die Bremse. Louis Lewitan, Diplom-Psychologe, Buchautor und Stressspezialist aus München, empfiehlt deshalb:

> Ordnen Sie Ihre Termine und gehen Sie strukturiert vor.
> Geben Sie auch mal Verantwortung ab.
> Nehmen Sie sich Zeit und setzen Sie sich keine unerreichbaren Ziele.
> Sagen Sie auch mal Nein.
> Planen Sie in Ihren Tagesablauf Zeiten für Ruhe und Entspannung ein.
> Tauschen Sie sich mit Freunden und Kollegen aus.
> Holen Sie sich professionelle Hilfe, wenn Sie die ersten Anzeichen eines Burnouts an sich feststellen.

(Gesellschaft für Gesundheit, Information und Prävention e. V./GGIP)

Essstörungen

Zu den Essstörungen zählen Übergewicht, starkes Übergewicht (Adipositas = Fettsucht), Anorexie (Magersucht) und Ess-Brech-Sucht (Bulimie), im weitesten Sinn auch Appetitstörungen. Zu Adipositas führen verschiedene psychische, soziale und kulturelle Einflüsse. Dabei kommen oft mehrere Faktoren zusammen. In den seltensten Fällen sind organische Beschwerden die Ursache, und selbst die oft als Entschuldigung benutzte Aussage »Ich habe zu schwere Knochen« ist nicht ernst zu nehmen. Das starke Übergewicht geht auf fehlende Bewegung, unausgewogene Ernährung (Fastfood) oder abendliche umfangreiche Mahlzeiten, die vom Verdauungssystem schlecht verstoffwechselt werden, zurück. Bei der Bulimie (Bulimia nervosa) handelt es sich um eine psychogene Störung. Der Betroffene isst, obwohl er keinen Hunger hat. Kennzeichen ist eine phasenweise übermäßige Nahrungsaufnahme mit anschließendem, selbst herbeigeführtem Erbrechen oder einer Darmentleerung durch Verwendung von Abführmitteln. Die Bulimie kann allein oder im Wechsel mit der Magersucht (Anorexie, Anorexia nervosa) auftreten. Die Anorexie ist geprägt durch extremes Untergewicht und die massive Furcht vor Gewichtszunahme. Betroffen sind fast ausschließlich junge Frauen, die schon ein normales Gewicht als unästhetisch werten und die unbedingte Körperkontrolle brauchen.

Schüßler-Salze

Bei Übergewicht und Adipositas hilft das Adipositas-Schema, um das Abnehmen zu erleichtern: vor dem Frühstück Nr. 5 Kalium phosphoricum D6, vor dem Mittagessen Nr. 10 Natrium sulfuricum D6 und vor oder nach dem Abendessen Nr. 9 Natrium phosphoricum D6 – jedes Salz als »Heiße Sieben« (siehe Seite 28) | bei großer Esslust, Lust auf Süßes: Nr. 15 Kalium jodatum D6 oder Nr. 14 Kalium bromatum D6 oder Nr. 6 Kalium sulfuricum D6 | bei Lust auf Schokolade: Nr. 14 Kalium bromatum D6 | bei Magersucht und Bulimie: Nr. 21 Zincum chloratum D6 | bei Neigung zu Fettsucht: Nr. 4 Kalium chloratum D6 | bei Appetitmangel: Nr. 3 Ferrum phosphoricum D12, Nr. 8 Natrium chloratum

TIPP

Sind Sie sich nicht sicher, welches von mehreren ähnlich wirkenden Salzen das Passende für Sie ist, dann lesen Sie bitte die Steckbriefe der Salze ab Seite 33. So finden Sie schnell heraus, welches Salz für Sie richtig ist.

ÜBERGEWICHT AUF DEM VORMARSCH

In den USA sind rund 55 Prozent der Bevölkerung übergewichtig, haben also einen BMI über 25 (Uexküll: »Psychosomatische Medizin«), wobei die Übergewichtigen von 1991 bis 1998 zahlenmäßig stark zugenommen haben. In Europa gibt es in England die meisten übergewichtigen Menschen, Irland und Deutschland folgen auf Platz zwei und drei. In Deutschland sind knapp 40 Prozent der Männer und Frauen übergewichtig, etwa zehn Prozent sind stark übergewichtig mit einem BMI von über 30. In Europa leben die wenigsten übergewichtigen Menschen in Italien, der Schweiz, in den Niederlanden und Dänemark.

D6, Nr. 10 Natrium sulfuricum D6 und Nr. 20 Kalium Aluminium sulfuricum D6.

Was sonst noch hilft

Bei Übergewicht empfehle ich, dass Sie Ihre Ernährung nach Ihrem Stoffwechsel-Typ umstellen (Bücher, siehe Seite 120). Bei Magersucht und Anorexie ist es wichtig, eine psychotherapeutische Behandlung einzuleiten; der Aufenthalt in einer Spezialklinik ist vorzuziehen. Verhaltenstherapeutische Strategien wie das Selbstkonzept (siehe Seite 16), eine kognitive Therapie, sind hilfreich. Urtinkturen (siehe Seite 119): bei Anorexie Centaurium-Urtinktur; bei Fettverdauungsstörungen: Taraxacum-Urtinktur. Bach-Blüten (siehe Seite 113): bei Essen aufgrund von Frust Nr. 15 Holly, Nr. 36 Wild Oat; bei Esssucht Nr. 1 Agrimony.

Fibromyalgie: siehe Gelenk-, Bindegewebs- und Muskelerkrankungen, Seite 94

Gelenk-, Bindegewebs- und Muskelerkrankungen

Aus psychosomatischer Sicht haben zwei Beschwerden, die die Gelenke und Muskeln betreffen, Bedeutung: die chronische Polyarthritis (Entzündung mehrerer Gelenke) und die Fibromyalgie (schmerzhafte Muskel- und Weichteileerkrankung). Bei der chronischen Polyarthritis kommt es beidseitig an Hand-, Finger- und Zehengelenken zu Entzündungen (der Gelenkinnenhaut) mit Morgensteifigkeit, Knötchenbildung unter der Haut und Fehlstellungen bei meist positivem Rheumafaktor im Blut. Die Schmerzen bestehen mindestens sechs Wochen. Die Ursache ist unklar, es werden genetische Einflüsse sowie Viren und Bakterien diskutiert. Seit Jahrzehnten wird die Erkrankung aus Sicht der Psychosomatik erforscht, allerdings konnten bisher keine eindeutigen

Zusammenhänge gefunden werden. Aus Untersuchungen ist bekannt, dass belastende Lebensereignisse als Auslöser am wahrscheinlichsten sind. Dazu zählen familiäre Konflikte wie Eheprobleme, Trennungs- und Verlusterlebnisse.

Die Fibromyalgie, erstmals 1981 beschrieben, zählt zu den weichteilrheumatischen Erkrankungen und wird fälschlicherweise oft als Modediagnose angesehen. Bei dieser Krankheit treten Schmerzen und Funktionseinbußen an Muskeln, Sehnen und Bändern auf. Die Fibromyalgie unterscheidet sich von den chronisch-entzündlichen Rheumaerkrankungen durch das Fehlen entzündlicher Veränderungen. Sie kann also im Labor und bei Gewebeproben nicht diagnostiziert werden. Psychosomatiker sehen die Ursache in einer chronischen Überforderung des Patienten (Selbstüberforderungsneurose) und in gehemmter Aggression und Triebhemmung, andere Forscher als Variante depressiver Erkrankungen.

MEHR FRAUEN

Frauen sind von der chronischen Polyarthritis dreimal so häufig betroffen wie Männer. Die Krankheit, deren Ursache noch ungeklärt ist, entwickelt sich meist zwischen dem 25. und 50. Lebensjahr.

Schüßler-Salze

Bei Polyarthritis: Nr. 3 Ferrum phosphoricum D12 im Wechsel mit Nr. 4 Kalium chloratum D6; zusätzlich die Salbe Nr. 3 | generell bei Gelenkbeschwerden: Nr. 11 Silicea D12, Nr. 17 Manganum sulfuricum D6 | bei rheumatischen Beschwerden mit Ziehen und Reißen in den Gelenken: Nr. 10 Natrium sulfuricum D6.

Bei Fibromyalgie hilft das vor Jahren von mir entwickelte Fibromyalgie-Schema mit den Salzen Nr. 1 Calcium fluoratum D12, Nr. 7 Magnesium phosphoricum D6 und Nr. 13 Kalium arsenicosum D6. Nehmen Sie vor dem Frühstück zwei Tabletten der Nr. 1 (immer nur eine Tablette in den Mund nehmen), nach dem Frühstück die Nr. 7 als »Heiße Sieben« (siehe Seite 28); vor dem Mittagessen und nachmittags je zwei Tabletten der Nr. 13 Kalium arsenicosum D6; vor dem Abendessen zwei Tabletten der Nr. 3 Ferrum phosphoricum D12 und vor dem Schlafengehen fünf Tabletten der Nr. 2 Calcium phosphoricum D6 als »Heiße Sieben«. Sollte sich innerhalb von zwei Wochen keine Erleichterung einstellen, verdoppeln Sie die Anzahl der Tabletten. In die Schmerzzonen massieren Sie ein- bis zweimal täglich die Salben

DOSIERUNG

Wenn bei den Schüßler-Salzen keine weiteren Angaben zur Dosierung stehen, dann gilt die Regeldosierung (siehe Seite 28).

Nr. 5 und Nr. 7 (statt Nr. 5 ist auch die Salbe Nr. 3 geeignet) ein. Sie verstärken den Heileffekt, wenn Sie unter die Salben je ein bis zwei Tropfen Cajeput-, Lavendel- und Rosmarinöl mischen.

Was sonst noch hilft

Bei der Polyarthritis erreicht die Psychotherapie bedeutende Heilerfolge bis zur Beschwerdenfreiheit durch kognitive verhaltenstherapeutische Verfahren (siehe Seite 11) und Entspannungsmethoden wie Biofeedback, Autogenes Training, Muskelentspannung nach Jacobson (siehe Seite 114). Bei Entzündungen und Schmerzen sind hilfreich: Dolomit-Urgesteinsmehl (siehe Seite 113), Ananas-/Papaya-Enzyme und Omega-3-Fettsäuren (mit Eicosapentaensäure, EPA) – beides aus der Apotheke, einzunehmen nach Packungsanleitung. Basenpulver, um die belastenden Auswirkungen von Entzündungsstoffen zu reduzieren (Apotheke, einzunehmen nach Packungsanleitung).

Bei der Fibromyalgie: Dolomit-Urgesteinsmehl (siehe Seite 113). Wärmeanwendungen wie Vollbäder mit Heublumenextrakt (siehe Seite 119). Sinnvoll ist außerdem eine vegetarisch-vollwertige Ernährung. Verrichten Sie nur leichte körperliche Arbeiten.

Bach-Blüten (siehe Seite 113): bei Polyarthritis und Fibromyalgie Nr. 17 Hornbeam und Nr. 31 Vervain.

Globusgefühl, Kloß im Hals, Räusperzwang

Unter Globusgefühl oder Globussyndrom versteht man ein immer wieder auftretendes Fremdkörper- und Engegefühl im Schlund (»mir steckt ein Kloß im Hals«), das zum Schluckreflex führt. Es kann bei organischen Erkrankungen, aber auch als psychogene Störung auftreten und Begleitsymptom einer Depression sein. Die Psychosomatik sieht Stress und Angst als Auslöser. Räusperzwang, auch mit Hustenreiz, kann körperlich bedingt sein durch Trockenheit der Mund- und Rachenschleimhaut oder bei chronischen Entzündungen der Schleimhäute auftreten. In vielen Fällen ist er psychisch bedingt und die Folge von Nervosität. Das kann sich bis zum zwanghaften Räuspern mit Entstehung einer Zwangserkrankung/Neurose steigern.

Schüßler-Salze

Bei Globusgefühl: Nr. 7 Magnesium phosphoricum D6 (mehrmals täglich als »Heiße Sieben«, siehe Seite 28) und Nr. 21 Zincum chloratum D6 | überwiegt die Erschöpfung anstatt der Anspannung: Nr. 5 Kalium phosphoricum D6 | bei sehr blassen Personen: Nr. 2 Calcium phosphoricum D6 | alternativ zu Nr. 7: Nr. 19 Cuprum arsenicosum D6 | zusätzlich hilfreich ist, mehrmals täglich die Salbe Nr. 7 leicht in den Hals einzumassieren.

Was sonst noch hilft

Alle Entspannungsmethoden wie Yoga, Autogenes Training oder Muskelrelaxation nach Jacobson (siehe Seite 114). Warme Bäder (siehe Seite 119). Bach-Blüten (siehe Seite 113): bei Globusgefühl Nr. 39 Rescue Remedy (Notfalltropfen); bei Räusperzwang Nr. 1 Agrimony oder Nr. 18 Impatiens.

Herzenge, Herzklopfen, Herzneurose, Pseudangina

Im Gegensatz zur echten Angina pectoris (Schmerz, Engegefühl bei Gefäßkrankheiten) ist die Pseudangina eine funktionelle Störung (siehe Info rechts). Sie wird auch als Da-Costa-Syndrom bezeichnet und ist eine psychogene Störung. Heute spricht man bei der Herzneurose von einer herzbezogenen Panikstörung. Die Herzneurose/Herzenge tritt belastungsunabhängig auf und führt zu eingeschränkter, schmerzhafter Atmung oder Stichen in der Herzgegend, Herzklopfen, Müdigkeit und Schwindelgefühl. Sie wird heute verhaltenstherapeutisch und durch Anti-Stress-Training behandelt. Beim Herzklopfen und Herzjagen (hier steigt der Puls auf über 100 Schläge pro Minute) können Aufregung, Anspannung und Stress die Ursache sein – sofern keine organische Erkrankung vorliegt.

FUNKTIONELLE STÖRUNG

Von einer funktionellen Störung spricht man, wenn sich trotz genauer Untersuchungen keine organischen Ursachen feststellen lassen.

Schüßler-Salze

Bei Herzenge: Nr. 7 Magnesium phosphoricum D6; bei blassen Personen und bei nervösem Herzklopfen: Nr. 2 Calcium phosphoricum D6 | bei Herzbeklemmung: Nr. 20 Kalium Aluminium sulfuricum D6 | bei Herzklopfen: Nr. 17 Manganum sulfuricum D6 und Nr. 21 Zincum chloratum D6 | bei Herzklopfen mit gleichzeitiger Schwäche: Nr. 5 Kalium phosphoricum D6 | bei Herzklopfen bei Stress, Aufregung: Nr. 7 Magnesium phosphoricum D6.

Was sonst noch hilft

Entspannungstechniken wie Autogenes Training, Yoga oder Muskelentspannung nach Jacobson (siehe Seite 114). Warme Bäder (siehe Seite 119). Urtinkturen (siehe Seite 119): bei Herzbeschwerden mit nervöser Unruhe Passiflora-incarnata-Urtinktur; mit Beklemmungsgefühl Crataegus-Urtinktur. Bach-Blüten (siehe Seite 113): bei Herzjagen/Herzklopfen Nr. 20 Mimulus; generell bei Herzbeschwerden Nr. 14 Heather.

Juckreiz, nervöser

Juckreiz entsteht durch eine Überempfindlichkeitsreaktion (zum Beispiel durch einen Insektenstich), bei trockener Haut, bei organischen Beschwerden wie Diabetes und Leberfunktionsstörungen, in der Schwangerschaft oder bei allergisch bedingten Erkrankungen. Der seelisch ausgelöste (psychogene) Juckreiz wird als Übersprunghandlung (siehe Info rechts) oder Ausdruck eines Konflikts angesehen. Dabei wird durch das Kratzen die Haut wei-

---

CAPSAICIN GEGEN CHRONISCHEN JUCKREIZ

Wie die Bundesvereinigung Deutscher Apothekerverbände (ABDA) im November 2009 mitteilte, können Zubereitungen aus Cayennepfeffer und anderen Paprikaarten chronischen Juckreiz lindern. Die Cremes müssen vom Apotheker selbst hergestellt werden, da es keine Fertigpräparate gibt. Hinweise für die Zubereitung finden Apotheker im »Neue Rezeptur Formularium« (NRF).

---

ter geschädigt, der Juckreiz verstärkt sich. Bei ehemaligen Neurodermitis-Patienten habe ich beobachtet, dass sie sich an den früher betroffenen Stellen kratzen, wenn sie seelisch belastende Situationen erleben. Das Kratzen dient als Ersatzhandlung, weil sie eine Situation nicht einordnen oder lösen können.

Schüßler-Salze

Bei Juckreiz und nervösem Hautjucken: Nr. 7 Magnesium phosphoricum D6 als »Heiße Sieben« (siehe Seite 28) | verwenden Sie zusätzlich die Salbe zum Salz.

Was sonst noch hilft

Bach-Blüten (siehe Seite 113): bei Hautbeschwerden die Reinigungsblüte Nr. 10 Crab Apple.

Kloß im Hals: siehe Globusgefühl, Kloß im Hals, Räusperzwang, Seite 96

Kopfschmerz und Migräne

Die Migräne äußert sich durch anfallsweise, oft periodisch wiederkehrende und meist halbseitige Kopfschmerzen. Begleitende Störungen sind Augenflimmern, Sehstörungen, Übelkeit und Brechreiz. Die Psychosomatik hat aufgrund klinischer Beobachtungen festgestellt, dass es eine Migräne-Persönlichkeit gibt. Diese ist gekennzeichnet durch ein überhöhtes Anspruchsniveau, überperfektionistische Einstellung und übertriebenes Kontrollbedürfnis. Kopfschmerz kann Begleitsymptom zahlreicher allgemeiner oder organgebundener Krankheiten sein, zum Beispiel von Infektionskrankheiten, Bluthochdruck, Wirbelsäulenbeschwerden oder Augenerkrankungen. Er tritt auch bei Nervenschwäche und als psychogener Kopfschmerz (Spannungskopfschmerz) auf.

Schüßler-Salze

Bei nervösem Kopfschmerz, Spannungskopfschmerz: Nr. 5 Kalium phosphoricum D6 | bei Entspannungskopfschmerz: Nr. 2 Calcium phosphoricum D6 | bei Kopfschmerzen infolge nervli-

ÜBERSPRUNGHANDLUNG

Darunter versteht man die Beantwortung eines Reizes durch eine nicht angepasste Handlung in Konfliktsituationen, weil man zur angemessenen Handlung nicht fähig ist. Beispiel: sich kratzen, wenn man verlegen ist.

MIT MUSIK GEGEN MIGRÄNE

Hören Sie beim nächsten Migräneanfall ein Musikstück, das Ihren Schmerz verkörpert. Drehen Sie dann im Lauf der Zeit die Musik immer leiser. Sie werden merken: Dadurch wird auch Ihr Schmerz immer schwächer.

cher Überempfindlichkeit: Nr. 10 Natrium sulfuricum D6 und Nr. 8 Natrium chloratum D6 (klopfende Kopfschmerzen) | bei Kopfschmerzen mit Benommenheit: Nr. 2 Calcium phosphoricum D6 | bei Kopfschmerzen bei geistiger Arbeit: Nr. 11 Silicea D12 und/oder Nr. 2 Calcium phosphoricum D6 (nach Anstrengung) | bei Kopfschmerzen mit gesteigerter Reizbarkeit: Nr. 11 Silicea D12.

Bei Migräne mit Übelkeit, Schwindel und Erbrechen von weißem Schleim: Nr. 4 Kalium chloratum D6 | bei Migräne mit Erbrechen von durchsichtigem Schleim: Nr. 8 Natrium chloratum D6 | bei pulsierenden Krämpfen im Kopf: Nr. 19 Cuprum arsenicosum D6 | bei Migräne mit Druckgefühl im Kopf: Nr. 3 Ferrum phosphoricum D12 | bei Migräne bei aufgedunsenen, dicklichen Personen: Nr. 22 Calcium carbonicum D6 | bei Migräne mit Sehstörungen, Übelkeit: Nr. 7 Magnesium phosphoricum D6, Nr. 8 Natrium chloratum D6 und Nr. 11 Silicea D12 | bei Migräne mit nachfolgender großer Schwäche, auch wenn die Migräne nach Belastung auftritt: Nr. 5 Kalium phosphoricum D6.

Was sonst noch hilft

Manuelle Wirbelsäulentherapie beim Therapeuten. Entspannungstechniken wie Autogenes Training oder Muskelrelaxation nach Jacobson (siehe Seite 114). Urtinkturen (siehe Seite 119): bei hormonell bedingter Migräne Ribes-nigrum-Urtinktur; mit Anspannung Lavandula-Urtinktur. Bach-Blüten (siehe Seite 113): Nr. 2 Aspen, Nr. 35 White Chestnut, Nr. 14 Heather, Nr. 31 Vervain.

Magen- und Zwölffingerdarmbeschwerden

Magen und Zwölffingerdarm reagieren oft äußerst sensibel auf Einflüsse wie Stress, Ärger und Angst. Der Volksmund beschreibt dies sehr treffend mit dem Satz: »Es ist ihm etwas auf den Magen geschlagen.« Die Psychosomatik hat festgestellt, dass es bei Menschen mit diesen Beschwerden in der Vorgeschichte immer wieder negative Trennungserlebnisse gab, zum Beispiel der Verlust der Gruppenzugehörigkeit wie Trennung von Freunden, von der Familie oder von Kollegen, ein übermäßiges Vermeidungsverhalten sowie mangelnde Kontrollmöglichkeit etwa seiner Situation. Dadurch treten Magenschmerzen und -krämpfe, meist unbewusstes und gewohnheitsmäßiges Luftschlucken (= Aerophagie, führt zu Magen-Darm-Störungen), Magenschleimhautentzündungen mit Übelkeit, Druckgefühl, Aufstoßen oder Erbrechen auf. Der Zwölffingerdarm reagiert auf Stress mit entzündlich-geschwürigen Veränderungen.

Schüßler-Salze

Bei empfindlichem, nervösem Magen und bei Entzündungen (auch des Zwölffingerdarms): Nr. 4 Kalium chloratum D6 (bei Schleimhautentzündungen und weiß-grau belegter Zunge) und Nr. 7 Magnesium phosphoricum D6 | bei akuten Beschwerden: Nr. 3 Ferrum phosphoricum D12 | bei gelblich belegter Zunge und Magenübersäuerung, Sodbrennen: Nr. 9 Natrium phosphoricum D6 | bei chronischen Beschwerden: Nr. 6 Kalium sulfuricum D6 | beim nervösen Luftschlucken (Aerophagie): Nr. 5 Kalium phosphoricum D6.

Was sonst noch hilft

Kartoffelsaft als vier- bis sechswöchige Kur (Apotheke/Reformhaus, einzunehmen nach Packungsanleitung). Urtinkturen (siehe Seite 119): bei Aerophagie Absinthium-Urtinktur, bei nervösem Reizmagen Lavandula-Urtinktur.

Menstruationsstörungen, Prämenstruelles Syndrom

Treten vor oder während der Monatsblutung neben körperlichen Symptomen wie Unterbauchschmerzen und -krämpfen noch seelische Beschwerden wie Reizbarkeit, Aggressivität, ausgefallene Essgelüste und Depressionen auf, kann dies auf hormonelle Einflüsse zurückzuführen sein. Allerdings sind sich die Forscher darüber nicht einig. In der Psychosomatik gelten diese Beschwerden als Ausdruck einer endogenen (von innen heraus entstandenen) Depression. Ursachen sollen unsichere sexuelle Identität, schwankendes Selbstwertgefühl und Angst sein.

DOSIERUNG

Wenn bei den Schüßler-Salzen keine weiteren Angaben zur Dosierung stehen, dann gilt die Regeldosierung (siehe Seite 28).

Schüßler-Salze

Bei Schmerzen und Krämpfen während der Menstruation und bei PMS: Nr. 7 Magnesium phosphoricum D6 als »Heiße Sieben« (siehe Seite 28) | bei blassen Frauen mit unregelmäßiger Menstruation, wobei das Blut eher hell aussieht: Nr. 2 Calcium phosphoricum D6 | bei heftigen Beschwerden zusätzlich: Nr. 3 Ferrum phosphoricum D12 (alternativ: Nr. 19 Cuprum arsenicosum D6) | bei Beschwerden, die nach einem Schock entstehen: Nr. 5 Kalium phosphoricum D6 | bei Depressionen am Ende der Periode: Nr. 5 Kalium phosphoricum D6.

Was sonst noch hilft

Urtinkturen (siehe Seite 119): beim Prämenstruellen Syndrom Alchemilla-Urtinktur, bei Krämpfen Millefolium- oder Petasites-Urtinktur. Bach-Blüten (siehe Seite 113): bei Depressionen, die periodisch auftreten, Nr. 21 Mustard. Bewährt haben sich beim Prämenstruellen Syndrom Entspannungstechniken wie Autogenes Training oder Muskelentspannung nach Jacobson (siehe Seite 114). Ich empfehle Ihnen, einen Kurs zu besuchen – das praktische Erlernen bringt rasch Hilfe.

Migräne: siehe Kopfschmerz und Migräne, Seite 99

Morbus Crohn: siehe Colitis ulcerosa, Morbus Crohn und Reizdarm, Seite 90

BEI JOHANNISKRAUT WECHSELWIRKUNGEN BEACHTEN

Werden Johanniskrautpräparate bei seelischen Beschwerden eingenommen, können sie die Wirkung von anderen Medikamenten beeinflussen. Dazu zählen die Antibabypille, gerinnungshemmende Medikamente oder HIV-Präparate. Besprechen Sie deshalb vor der Einnahme von Johanniskraut-Präparaten mögliche Wechselwirkungen mit Ihrem Arzt oder Apotheker.

Muskelverspannung, Nackenschmerzen

Muskelverspannung und die daraus resultierenden Nackenschmerzen können durch Kälteeinwirkung oder durch Bewegungsmangel bei einseitiger Körperhaltung (Sitzen am Schreibtisch) ausgelöst werden. Sie können auch Ausdruck einer psychogenen Störung sein. Das sind Störungen in der Funktion von Organen, die keine organische Ursache haben, wie Herzstechen.

Schüßler-Salze

Bei Muskelverspannung, -verkrampfung mit nervlicher Schwäche: Nr. 5 Kalium phosphoricum D6 | bei genereller Anspannung: Nr. 7 Magnesium phosphoricum D6.

Was sonst noch hilft

Dolomit-Urgesteinsmehl (siehe Seite 113). Wärmeanwendung: Johanniskrautöl (Apotheke) einmassieren, darüber ein feuchtheißes Tuch und darüber eine Wärmflasche legen. Warme Bäder (siehe Seite 119). Urtinkturen (siehe Seite 119): bei Muskelschmerzen Valeriana-Urtinktur. Bach-Blüten (siehe Seite 113): Nr. 18 Impatiens und Nr. 31 Vervain.

Nägelkauen

Das Nägelkauen ist eine Übersprunghandlung (siehe Info Seite 99), die auftritt, wenn man mit einem inneren Konflikt nicht fertig wird, ihn nicht einordnen kann, und wird als Ersatzhandlung bezeichnet. Nägelkauen entwickelt sich oft zur nervösen Handlung oder Angewohnheit.

Schüßler-Salze

Bei nervösem Nägelkauen: Nr. 2 Calcium phosphoricum D6 oder Nr. 7 Magnesium phosphoricum D6 (beide generell bei nervösem Verhalten); auch: Nr. 14 Kalium bromatum D6 | zur Nagelpflege: Salbe Nr. 2 Calcium phosphoricum.
Sollte das nicht zum Erfolg führen, kann das Homöopathikum Calcium phosphoricum D30 (nach sechs Wochen D60, nach weiteren zehn Wochen D100) helfen.

Was sonst noch hilft

Kognitive Verhaltenstherapie (siehe Seite 15). Bach-Blüten (siehe Seite 113): generell Nr. 35 White Chestnut; bei Ruhelosigkeit Nr. 1 Agrimony; bei heftigem Temperament Nr. 6 Cherry Plum. Bewährt haben sich auch Nr. 24 Pine (bei Selbstvorwürfen) und Nr. 32 Vine; bei starkem Drang auch Rescue Remedy (Notfalltropfen), alle 15 Minuten zwei Tropfen auf die Zunge geben.

DOSIERUNG
Wenn bei den Schüßler-Salzen keine weiteren Angaben zur Dosierung stehen, dann gilt die Regeldosierung (siehe Seite 28).

Ohrgeräusche/Tinnitus, Ohrenschmerzen

STRESS VERSTÄRKT
TINNITUS
Müssen wir uns konzentrieren, stört uns oft jedes Geräusch, auch das Brummen,
Rauschen oder Pfeifen im
Ohr, Tinnitus genannt. Wir
ärgern uns, dadurch wird
das Geräusch aber nur lau-
ter. Durchbrechen Sie diesen Teufelskreis, indem Sie
Ihren Tinnitus nicht mehr
wichtig nehmen. Hilfe bietet die Verhaltenstherapie.

Unter Tinnitus versteht man die vorübergehende oder dauernde Einwirkung von in einem oder beiden Ohren wahrgenommenen Tönen. Tinnitus wird auch als Ohrensausen bezeichnet. Die subjektiven Empfindungen können Brummen, Rauschen, Klingeln oder Pfeifen sein. Ursache kann ein Innenohrschaden, Bluthoch- oder -unterdruck oder die Folge von gravierenden, einschneidenden Erlebnissen sein (zum Beispiel die Umstrukturierung im Betrieb). Neben den Geräuschen im Ohr können auch Hörstörungen, Schlafprobleme, Depressionen und Angst auftreten, die wiederum den Tinnitus verschlimmern können.

Ohrenschmerzen können sowohl auf eine Entzündung des äußeren oder inneren Ohres hinweisen als auch Ausdruck einer nervösen Störung sein (zum Beispiel Stress).

Schüßler-Salze

Bei nervösen Ohrgeräuschen: morgens Nr. 5 Kalium phosphoricum D6, abends Nr. 7 Magnesium phosphoricum D6, beide als »Heiße Sieben« (siehe Seite 28) | generell bei Ohrgeräuschen: Nr. 13 Kalium arsenicosum D6, Nr. 15 Kalium jodatum D6 (vorwiegend bei Bluthochdruck) und Nr. 17 Manganum sulfuricum D6 (oft mit Schmerzen im Ohr) | bei nervös bedingten Ohrenschmerzen: Nr. 7 Magnesium phosphoricum D6 | bei Hörstörungen, Ohrgeräuschen mit Blutandrang/Druckgefühl im Kopf: Nr. 3 Ferrum phosphoricum D12 | bei empfindlichen Ohren: Nr. 2 Calcium phosphoricum D6 und Nr. 11 Silicea D12 – für vier bis acht Wochen – und Salbe Nr. 11 (um das Ohr herum auftragen).

Was sonst noch hilft

Lasertherapie nach Dr. med. Lutz Wilden (siehe Seite 116).

Polyarthritis, chronische: siehe Gelenk-, Bindegewebs- und Muskelerkrankungen, Seite 94

Reizdarm: siehe Colitis ulcerosa, Morbus Crohn und Reizdarm, Seite 90

Rückenschmerzen, Wirbelsäulenbeschwerden

Erste Beschreibungen von Rückenschmerzen stammen aus dem 15. Jahrhundert. Als Erkrankung wurden sie hingegen erst 1866 beim Bau der Eisenbahnen erwähnt. Verschiebungen von Wirbelkörpern mit Druck auf benachbarte Nerven, Muskelverspannungen, Bandscheibenvorfälle, Abnutzungserscheinungen und Entzündungen sind die häufigsten Ursachen für Rückenschmerzen. Sie können ebenso auf einen Selbstwerteinbruch (»ich bin nichts wert, habe versagt«) hindeuten. In der Psychosomatik wird die krankheitsauslösende Situation sowohl im privaten als auch im beruflichen Umfeld gesehen. Treten Lebenssituationen auf, die aufgrund bisheriger Erfahrung nicht bewältigt werden können, kann es zum Symptomausbruch kommen. Der Volksmund sagt treffend: »Er kann eine Last nicht tragen.«

Schüßler-Salze

Bei Rückenschmerzen: Nr. 7 Magnesium phosphoricum D6 als »Heiße Sieben« (siehe Seite 28) und Salbe Nr. 7 | bei entzündlichen Veränderungen mit Rötung, Schwellung, Schmerz: Nr. 3

GESPRÄCH KONTRA TABLETTEN

Rückenschmerzpatienten, denen der Therapeut Zeit im Gespräch widmet, benötigen nicht nur weniger Schmerzmittel gegen ihre Beschwerden, sondern das Gespräch hilft ihnen in vielen Fällen auch besser und nachhaltiger.

RÜCKENBESCHWERDEN – HÄUFIGSTE SCHMERZURSACHE

Rückenschmerzen werden in der Allgemeinmedizin als die häufigste Form von Schmerzen beschrieben. Nach Untersuchungen und Befragungen der Krankenkassen (z. B. repräsentative Umfrage des BKK Bundesverbands von 2006) sollen 12 bis 30 Prozent der Menschen betroffen sein. Statistiken der Rentenversicherungsträger zufolge sind 60 bis 70 Prozent aller Erkrankungen des Haltungs- und Bewegungssystems Wirbelsäulenleiden. Bei Männern dominieren Beschwerden im Lendenbereich, bei Frauen in der Halswirbelsäule. Wird eine Therapie eingeleitet, die sowohl die physikalische Therapie als auch eine psychologische Behandlung kombiniert, sind die Heilungsaussichten am größten.

Ferrum phosphoricum D12 und Nr. 9 Natrium phosphoricum D6 (auch Nr. 4 Kalium chloratum D6) | bei chronischen Beschwerden: Nr. 2 Calcium phosphoricum D6.

Was sonst noch hilft
Wärmeanwendungen: Moorpackungen/Heimfango (Apotheke/Reformhaus – anzuwenden nach Packungsanleitung); Einreibungen mit Johanniskrautöl; feuchtheiße Wickel in Kombination mit einer Wärmflasche, um die Muskelverspannung zu lösen. Beachten Sie, dass Sie ausreichend Wasser trinken (zwei bis drei Liter pro Tag, wenn keine Erkrankung dagegen spricht). Urtinkturen (siehe Seite 119): Hypericum-Urtinktur. Bach-Blüten (siehe Seite 113): bei gutmütigen Menschen Nr. 4 Centaury; vorwiegend bei muskulären Verspannungen Nr. 18 Impatiens; bei übereifrigen Menschen Nr. 32 Vine.

Schlafstörungen, Schlaflosigkeit
Schlafstörungen und Schlaflosigkeit haben mehrere Ursachen. Sie können zum Beispiel als Folge anderer Erkrankungen auftreten (etwa Tinnitus, siehe Seite 104). Meist sind sie jedoch psychisch bedingt, das heißt, dass zum Beispiel Konfliktsituationen, Stress oder Angst verhindern, dass Sie ein- oder durchschlafen können.

Schüßler-Salze
Bei Schlaflosigkeit (zwischen 2 und 5 Uhr): Nr. 1 Calcium fluoratum D12 | bei Schlaflosigkeit nach Überanstrengung: Nr. 2 Calcium phosphoricum D6 | bei Schlaflosigkeit aufgrund von nervöser Unruhe: Nr. 7 Magnesium phosphoricum D6 oder Nr. 3 Ferrum phosphoricum D12 oder Nr. 14 Kalium bromatum D6 | bei Schlaflosigkeit nachts, Müdigkeit am Tag: Nr. 22 Calcium carbonicum D6 | bei Aufschrecken im Schlaf: Nr. 21 Zincum chloratum D6 oder Nr. 14 Kalium bromatum D6 | Schreien nachts im Schlaf: Nr. 2 Calcium phosphoricum D6 | bei Schlaf-

TIPP
Lavendel hilft Ihnen bei Schlafstörungen. Füllen Sie ein Stoffsäckchen mit getrockneten Lavendelblüten und legen Sie es neben Ihr Kopfkissen. Ihr Atem erwärmt die Lavendelblüten und das aromatische Öl entweicht. Das beruhigt Ihr Gemüt. Alternativ können Sie einige Tropfen Lavendelöl aufs Kissen sprühen.

SIEBEN STUNDEN SCHLAF SIND AUSREICHEND

Wissenschaftlichen Untersuchungen der Deutschen Gesellschaft für Schlafforschung und Schlafmedizin (DGSM, 2005) zufolge schläft der durchschnittliche Deutsche von 23.04 Uhr bis 6.18 Uhr. Diese gut sieben Stunden reichen für einen Erwachsenen aus. Schlafforscher sehen jedoch mit Bedenken, dass die positive Einstellung zum Schlaf in unserer Gesellschaft sinkt. In der westlichen Leistungsgesellschaft wird Schlaf als »unproduktiv« und als »vergeudete Zeit« angesehen, weshalb wir uns zu einer »schlaflosen« Gesellschaft entwickeln. Schlaf sei jedoch ein Grundbedürfnis der Menschen für die Regeneration und Leistungsfähigkeit. Nach Angaben der DGSM leiden inzwischen 20 bis 30 Prozent der Deutschen an Schlafstörungen. Jüngere Personen geben als Grund Stress und Grübeleien an, Ältere hingegen körperliche Symptome wie Schmerzen.

störungen aufgrund von nervlicher Anspannung mit Erwachen um 2 Uhr und bei generell leichtem Schlaf: Nr. 5 Kalium phosphoricum D6 | bei Schlafstörungen im Alter: Nr. 11 Silicea D12.

Was sonst noch hilft

Selbstkonzept (siehe Seite 16). Urtinkturen (siehe Seite 119): Lupulus-Urtinktur; bei Überforderung nach Krankheiten Avena-sativa-Urtinktur; bei Sorgen Passiflora-incarnata-Urtinktur; bei Überempfindlichkeit aller Sinne: Valeriana-Urtinktur. Bach-Blüten (siehe Seite 113): bei Schlaflosigkeit aufgrund von Gedankenfluss und Unruhe Nr. 35 White Chestnut; bei unruhigem Schlaf Nr. 20 Mimulus; generell bei Schlafstörungen Nr. 2 Aspen.

Schwindel

Schwindel ist eine Gleichgewichtsstörung infolge fehlender Übereinstimmung zwischen dem Gleichgewichtsorgan im Ohr, dem Muskelsinn und optischen Empfindungen. Schwindel kann mit Angstgefühl, Erbrechen, Übelkeit, Schweißausbruch und Herzklopfen einhergehen. Ursachen für Schwindel sind Hirndurch-

EINSCHLAFHILFE

Wenn Sie schlecht einschlafen können, sollten Sie regelmäßig vor dem Schlafengehen eine halbe bis eine Stunde spazieren gehen. Bewegung und Sauerstoff tun Ihnen gut, und Ihr Schlafzentrum im Gehirn reagiert durch die Sauerstoffaufnahme optimal darauf.

blutungsstörungen, Halswirbelsäulenbeschwerden oder Innenohrerkrankungen. Psychogen kann Schwindel werden, wenn sich die Attacken häufen und man das Gefühl bekommt, permanent »wackelig« zu sein. Hier ist eine psychotherapeutische Behandlung notwendig.

Schüßler-Salze

Bei nervös bedingtem Schwindel: Nr. 5 Kalium phosphoricum D6 oder Nr. 7 Magnesium phosphoricum D6 | bei Schwindel mit niedrigem Blutdruck: Nr. 3 Ferrum phosphoricum D12 oder Nr. 21 Zincum chloratum D6 | bei Schwindel mit nachfolgender großer Schwäche: Nr. 5 Kalium phosphoricum D6 | bei Drehschwindel, vorwiegend im Alter auftretend: Nr. 22 Calcium carbonicum D6 | bei Schwindel mit Übelkeit: Nr. 7 Magnesium phosphoricum D6 | bei Schwindel mit nervlicher Schwäche: Nr. 8 Natrium chloratum D6, Nr. 14 Kalium bromatum D6 (mit Unruhe) und Nr. 21 Zincum chloratum D6.

DOSIERUNG
Wenn bei den Schüßler-Salzen keine weiteren Angaben zur Dosierung stehen, dann gilt die Regeldosierung (siehe Seite 28).

Was sonst noch hilft

Manuelle Wirbelsäulentherapie (beim Arzt, Heilpraktiker). Lasertherapie (siehe Seite 116). Pflanzliche Präparate aus Ginkgo, die die Durchblutung des Kopfes verbessern (Apotheke, einzunehmen nach Packungsanleitung). Bach-Blüten (siehe Seite 113): bei Schwindel Nr. 28 Scleranthus oder Nr. 5 Cerato.

Sexuelle Probleme

Sexuelle Probleme können bei Frauen und Männern auftreten. Unter Frigidität bei der Frau versteht man die »Gefühlskälte«. Da dieser Begriff oft abwertend gebraucht wird, ist »sexuelle Funktionsstörung« oder »Orgasmusstörung« korrekter. Impotenz bezeichnet die Zeugungsunfähigkeit (Sterilität) des Mannes, im weiteren Sinn auch die der Frau (Unfähigkeit, schwanger zu werden). Impotentia coeundi ist das Unvermögen des Mannes, den Geschlechtsverkehr regelrecht (und befriedigend) zu vollziehen. Am häufigsten sind psychogene Ursachen, ausgelöst durch psychische Störungen, Stress, Angst oder Erwartungsspannung.

Symptomatische Ursachen sind Gefäßerkrankungen, hormonelle Störungen (etwa Androgenmangel), Nervenerkrankungen oder Alkoholismus. Impotenz tritt auch als Nebenwirkung von Medikamenten wie Psychopharmaka auf.

Schüßler-Salze
Impotenz mit sexueller Erregtheit (reizbare Schwäche): Nr. 5 Kalium phosphoricum D6 und Nr. 21 Zincum chloratum D6.

Was sonst noch hilft
Bach-Blüten (siehe Seite 113): bei Impotenz Nr. 19 Larch; bei Sterilität ist Nr. 33 Walnut oft passend.

Tourette-Syndrom: siehe Zittern, Zuckungen, Tic-Störungen, Seite 110

Wirbelsäulenbeschwerden: siehe Rückenschmerzen, Seite 105

Zähneknirschen
Beim Zähneknirschen mahlen nachts die Zähne aufeinander – teils so geräuschvoll, dass es den Schlaf des Partners stört. Ursache ist sowohl beruflicher als auch privater Stress. Frauen sind davon öfter betroffen, da sie den Stress häufiger in sich »hineinfressen« als Männer. Sind am Zähneknirschen die Kiefer beteiligt, spricht man von Craniomandibulärer Dysfunktion (CMD). Diese sollte rechtzeitig behandelt werden, da sie Folgebeschwerden heraufbeschwören kann (Tinnitus, siehe Seite 104, Migräne, siehe Seite 99, Nackenschmerzen, siehe Seite 102).

Schüßler-Salze
Nr. 21 Zincum chloratum D6; bei Craniomandibulärer Dysfunktion (CMD, siehe oben) un-

CMD
Statistiken des Ärztezentrums der Techniker Krankenkasse (TK) aus dem Jahr 2009 zufolge knirscht jeder dritte Deutsche nachts mit den Zähnen. Allerdings wissen es die wenigsten. Fünf bis zehn Prozent der Bevölkerung leidet sogar unter dem krankhaften Zähneknirschen, der Craniomandibulären Dysfunktion (CMD). Es handelt sich um eine Kieferfehlstellung, bei der nicht nur die Zähne, sondern auch die Kiefermuskeln angespannt sind und Geräusche verursachen. Die Folge: verspannte Nackenmuskeln, Kopfschmerzen, Fehlstellungen der Wirbelsäule und Tinnitus (Ohrgeräusche). Abhilfe leistet eine Funktionsschiene.

GU-ERFOLGSTIPP SCHWERMETALLE BELASTEN DIE PSYCHE

Viele Ärzte und Heilpraktiker haben die Erfahrung gemacht, dass sich sowohl seelische Verstimmungen als auch körperliche Beschwerden bei ihren Patienten besserten, wenn sie Schwermetalle wie Quecksilber ausgeleitet hatten. Wir können uns heute nur bedingt vor Schwermetallen in der Umwelt schützen, haben es aber in der Hand, Amalgamfüllungen aus den Zähnen entfernen zu lassen. Das sollten Sie auf jeden Fall tun, vor allem wenn die Oberflächen der Füllungen porös sind oder wenn Goldkronen und Amalgamfüllungen benachbart stehen. Dann kommt es zu einem geringen Stromfluss, bei dem Quecksilberionen aus der Füllung »wandern«. Wenden Sie sich an einen ganzheitlich tätigen Zahnarzt, der auch Methoden der Ausleitung von Schwermetallen mit Ihnen bespricht.

terstützend: Nr. 7 Magnesium phosphoricum D6 | bei beiden Beschwerden empfehle ich vor dem Schlafengehen die Salze Nr. 7 und Nr. 21 – jeweils fünf Tabletten als Mischung in heißem Wasser auflösen und schluckweise trinken.

Was sonst noch hilft
Dolomit-Urgesteinsmehl (siehe Seite 113). Vitamin B_1, um mit Stress fertig zu werden (Apotheke, einzunehmen nach Packungsanleitung). Bach-Blüten (siehe Seite 113): bei Anspannung mit Aufregung Nr. 39 Rescue Remedy oder Nr. 18 Impatiens.

Zittern, Zuckungen, Tic-Störungen

Unter »Zittern« versteht man rhythmische Zuckungen von Muskelgruppen, als Resultat zittert der betroffene Körperteil oder der ganze Körper – sowohl in Ruhe als auch bei Bewegung. Man unterscheidet langsames, schnelles, fein-, mittel- und grobschlägiges Zittern. Harmlos ist Zittern bei Erregung, krankhaft bei psychischen oder organischen Erkrankungen (zum Beispiel Parkinson-Krankheit = Schüttellähme). Als Tic werden wiederkehrende, unwillkürliche und plötzlich auftretende Muskelzuckungen beschrieben. Häufig ist der Tic des Augenlids. Treten verschiedene und mehrere Tics auf, spricht man vom Tourette-Syndrom; hier

ist eine psychotherapeutische Behandlung wichtig. Die Ursachen für Tics sind weitgehend unklar. Die Psychosomatik sieht emotionale Belastungen in Kombination mit der Unterdrückung von aggressivem Verhalten als mögliche Ursache an. Dr. Schüßler ist von einer Störung des Magnesiumphosphat-Haushalts in der Zelle ausgegangen.

Schüßler-Salze

Bei unwillkürlich auftretendem Zittern im Alter, bei Tics, Lidkrämpfen, -zuckungen, auch unterstützend zur ärztlichen Behandlung: Nr. 7 Magnesium phosphoricum D6 (bei eher blassen Personen: Nr. 2 Calcium phosphoricum D6) | alternativ zu den vorgenannten Salzen, außerdem bei Zittern vor Aufregung/Ärger und bei Schwäche, bei nächtlichen Zuckungen: Nr. 21 Zincum chloratum D6 | bei nervlich schwachen, stressbelasteten und empfindlichen Personen, bei nervösem Zittern: Nr. 5 Kalium phosphoricum D6, bei Letzterem auch Nr. 7 Magnesium phosphoricum D6 | bei Zittern der Hände/Finger und generell als beruhigendes Salz: Nr. 14 Kalium bromatum D6 | bei Zitteranfällen: Nr. 22 Calcium carbonicum D6 | bei Zuckungen mit Schmerzen und Lähmungsgefühl: Nr. 13 Kalium arsenicosum D6 | bei schmerzhaften Zuckungen ohne Lähmungsgefühl: Nr. 19 Cuprum arsenicosum D6.

Was sonst noch hilft

Bach-Blüten (siehe Seite 113): bei Zittern Nr. 2 Aspen und Nr. 26 Rock Rose; bei genereller Anspannung Nr. 2 Aspen mit Nr. 18 Impatiens; bei Tics nach Schockerlebnissen Nr. 26 Rock Rose; nach Anstrengung Nr. 31 Vervain. Dolomit-Urgesteinsmehl (siehe Seite 113) bei Tics. Entspannungstechniken wie Autogenes Training, Yoga oder Muskelrelaxation nach Jacobson können ebenfalls helfen, unwillkürliches Zittern zu mildern – oder »auszuheilen« (siehe Literatur, Seite 120). Ganz wichtig aber ist, dass Sie dem Problem keine Bedeutung beimessen, sich selbst also sagen: »Was juckt das mich? Es ist zwar nicht toll, aber deshalb lasse ich mich nicht runterziehen!« Allein dadurch wird das Problem verringert.

TIPP

In vielen Fällen von unwillkürlichem Zittern kann es sich um einen Magnesiummangel handeln. Sollte sich kein Erfolg mit dem Salz Nr. 7 einstellen, dann empfehle ich, die Dosis versuchsweise bis auf das Fünffache zu erhöhen.

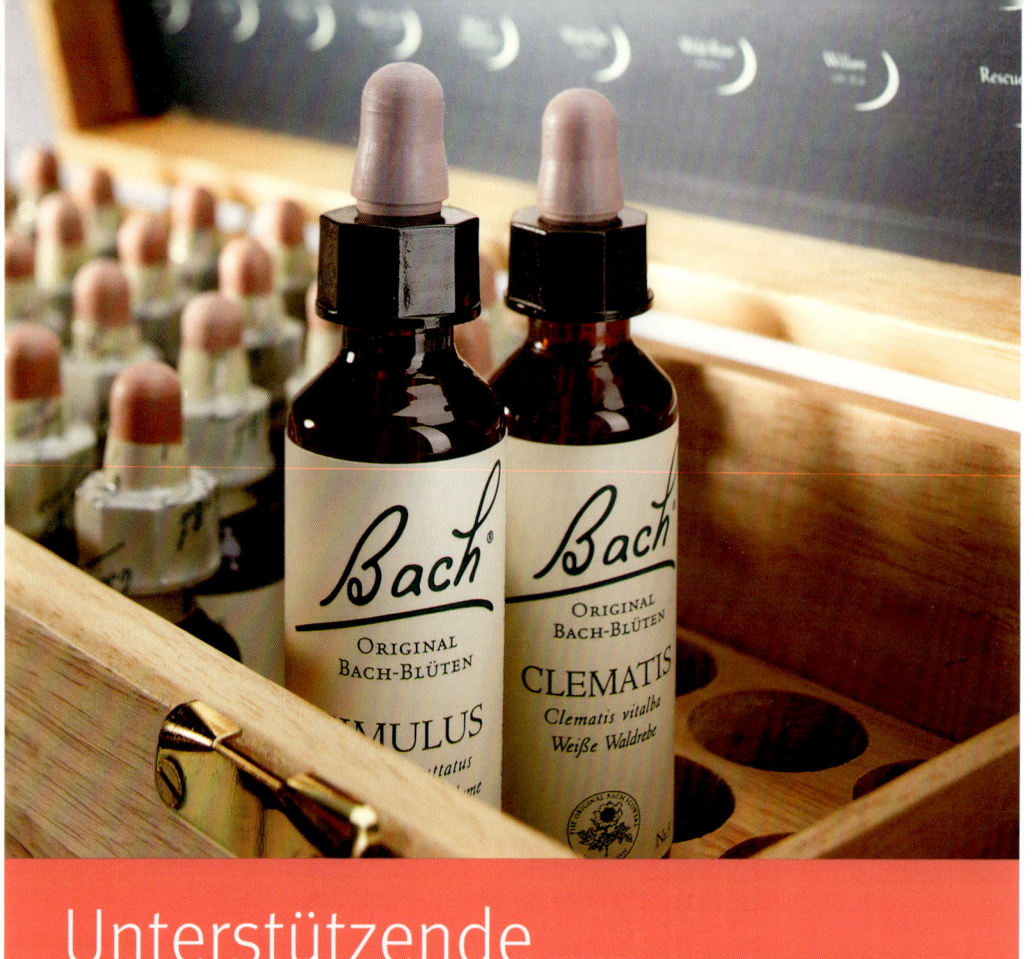

Unterstützende Methoden von A bis Z

Bei den Behandlungsvorschlägen für geistig-seelische und psychosomatische Krankheiten finden Sie immer einen Absatz »Was sonst noch hilft«: Hier erfahren Sie, womit Sie Ihre Behandlung mit Schüßler-Salzen unterstützen können. Auf den folgenden Seiten möchte ich Ihnen diese Behandlungsvorschläge genauer erläutern. Es handelt sich dabei um natürliche Arzneimittel, die Sie zusätzlich einnehmen, um schneller gesund zu werden, oder um Therapien, die vom Arzt oder Heilpraktiker angeboten werden.

Bach-Blüten

Die Bach-Blüten sind 38 Blütenessenzen, die nach ihrem Entdecker, dem englischen Arzt Dr. Edward Bach (1886–1936), benannt sind. Sie werden aus wild wachsenden Pflanzen gewonnen, eine aus reinem Quellwasser. Bach ordnete die Essenzen 38 seelischen Zuständen zu, die er in sieben Gruppen einteilte: Angst, Interesselosigkeit, Unsicherheit, Einsamkeit, Überempfindlichkeit, Mutlosigkeit und Sorge um andere. Mithilfe der Bach-Blüten lassen sich seelische Verstimmungen und negative Gefühle lösen. Dr. Bach war der Ansicht, dass die negativen Gemütszustände Krankheiten auslösen können.

Ich empfehle, die Bach-Blüten nach der Wasserglas-Methode einzunehmen: Aus der Vorratsflasche (Stockbottle) geben Sie zwei Tropfen in ein Glas stilles Wasser. Den Inhalt des Glases trinken Sie im Lauf des Tages leer (immer wieder einen Schluck nehmen).

Bach-Blüten bekommen Sie als Urtinktur (Stockbottles) in jeder Apotheke. Die Bach-Blüte Nr. 39 ist eine Mischung aus fünf Essenzen, die bei Notfällen hilft (Rescue Remedy = Notfalltropfen). Sie stabilisieren die aufgeregte Psyche. Bei akuten Beschwerden geben Sie einige Tropfen davon direkt auf die Zunge.

GRENZEN DER THERAPIE

Haben sich Ihre seelischen Störungen bereits als körperliche Krankheiten manifestiert, können Sie diese nicht mehr mit Bach-Blüten heilen. Allerdings unterstützen die Blüten die Therapie Ihrer Beschwerden.

Dolomit-Urgesteinsmehl

Dolomit-Urgesteinsmehl ist eine natürliche Mineralstoffverbindung von Kalzium und Magnesium. Es wird in einer Tiefe von 400 Metern abgebaut. Es zeichnet sich durch eine besonders gute Bioverfügbarkeit aus. Dies ist eine pharmakologische Messgröße, die angibt, wie schnell und in welchem Umfang ein Stoff aufgenommen wird und am Wirkungsort zur Verfügung steht. Je besser die Bioverfügbarkeit ist, desto schneller wird der Stoff aufgenommen, und ebenso schnell kommt er zum Einsatz. Der polnische Professor Dr. habil. med. Julian Aleksandrowicz hat sich in den 1950er-Jahren intensiv mit dem Urgesteinsmehl beschäftigt und festgestellt, dass es eine energiesteigernde Wirkung auf den Körper besitzt. Er bezeichnete Dolomit als die beste biogene Kalzium-Magnesium-Quelle und empfahl es Arthrose-, Osteoporose- und Stresspatienten.

Anwendung: Der Tagesbedarf an Kalzium und Magnesium kann schon mit drei bis vier Gramm Urgesteinsmehl gedeckt werden. Eingenommen wird Dolomit-Pulver in Flüssigkeit wie Säften, Wasser, Suppen.

Entspannungsmethoden

Entspannungsmethoden wie Autogenes Training, Muskelentspannung nach Jacobson, Tai Chi, Qigong oder Yoga helfen uns, unsere innere Mitte zu finden und so ruhiger und ausgeglichener zu werden. Besonders bei Panikattacken, Nervosität, Unruhe und Stressbeschwerden sind Entspannungsmethoden erfolgreiche Möglichkeiten, um auf Dauer die Beschwerden in den Griff zu bekommen. In Kursen erlernen Sie die verschiedenen Methoden am besten. Um herauszufinden, was Ihnen persönlich liegt, empfehle ich, die Angebote von Instituten für kostenlose Schnupperkurse wahrzunehmen.

Ernährung

Obst und Gemüse fördern unser seelisches Wohlbefinden und stabilisieren die Psyche. Das hat schon der griechische Arzt Hippokrates (460–377 v. Chr.) erkannt, als er schrieb: »Eure Nahrung soll Euer Heilmittel sein und Euer Heilmittel soll Eure Nahrung sein.« Die folgende Auswahl soll Ihnen beim Einkaufen helfen.

> **Avocados:** Sie enthalten Lecithin, einen Baustein des Nervenbotenstoffs Acetylcholin, das ist wichtig für die geistige Leistung.
> **Bananen:** Sie sind reich an Tryptophan (eine essenzielle Aminosäure), B-Vitaminen und Magnesium und wirken deshalb entspannend und schlaffördernd.
> **Erbsen:** Sie enthalten Magnesium und B-Vitamine. Sie fördern die Gedächtnisleistung und stabilisieren das Nervensystem.
> **Linsen:** Sie wirken nervenstärkend und beruhigend aufgrund ihres hohen Anteils an Kohlenhydraten, Lecithin, Vitamin B_1 und B_6 sowie Magnesium und Kalium
> **Mais:** Er enthält vor allem Mangan, Vitamin B_3 und Magnesium. Diese Kombination fördert die seelische Stabilität und geistiges Arbeiten.

MUSS MAN BEI DER ERNÄHRUNG ETWAS BEACHTEN, UM DIE SALZ-THERAPIE ZU UNTERSTÜTZEN?

Eine ausgewogene Ernährung mit Obst, Gemüse und Salaten, wenig Fleisch und Wurst (vor allem kein Schweinefleisch) sowie das Trinken von 1,5 bis 2 Liter Wasser pro Tag fördern das Allgemeinbefinden, den Stoffwechsel und somit die Wirkung der Salze. Es macht wenig Sinn, mit den Salzen Heilung erzielen zu wollen, sich gleichzeitig aber ungesund zu ernähren.

> **Oliven:** Sie enthalten vor allem Eiweiße, diese sind wichtig für die Energie – sowohl seelisch, geistig als auch körperlich, außerdem Folsäure und B-Vitamine fürs Gehirn.

> **Paprika:** Sie enthält reichlich Vitamin A und C sowie die Mineralstoffe Natrium und Kalium – das verbessert die Konzentration. Vitamin C wirkt gegen Müdigkeit und hilft Depressionen zu verhindern.

> **Pfirsiche:** Sie sind reich an Vitamin B_3 (Niacin), Magnesium, Zink und Selen. Das hilft bei Unruhezuständen und Nervosität.

> **Sauerkraut:** Es ist reich an B-Vitaminen, außerdem wirken Milchsäurebakterien positiv auf die Darmflora. Die B-Vitamine sorgen für eine positive Stimmung.

> **Spinat:** Er ist nicht reich an Eisen, wie früher fälschlicherweise immer behauptet wurde, sondern enthält viel Magnesium, Kalzium, Folsäure und B-Vitamine. Diese Kombination verbessert die Stimmung, stärkt Körper und Seele und wirkt beruhigend.

> **Zucchini:** Sie enthalten viel Magnesium. Dadurch wirken sie beruhigend und regen das Gedächtnis an.

GABA

Hinter dieser Abkürzung verbirgt sich Gamma-Amino-Buttersäure. Dies ist sowohl ein Neurotransmitter (Botenstoff) als auch eine Aminosäure. GABA wirkt hemmend und beruhigend auf überschießende Reaktionen des Nervensystems und zählt neben Taurin (ebenfalls eine Aminosäure), Baldrian, Magnesium und

VITAMIN-KOMPLEX FÜR GUTE LAUNE

Nahrungsmittel für die Seele enthalten meist viele Vitamine aus dem Vitamin-B-Komplex. Ist der Körper ausreichend damit versorgt, ist man psychisch ausgeglichen und optimistisch, auch sind die B-Vitamine gut für das Gehirn.

WICHTIG

Wenn Sie GABA nicht zu hoch dosieren, hat dieser Stoff keine Nebenwirkungen. Nehmen Sie aber zur Sicherheit GABA in Absprache mit Ihrem Arzt, Heilpraktiker oder Apotheker ein.

Hopfen mit zu den stärksten natürlichen Beruhigungsmitteln. Fragen Sie in Ihrer Apotheke nach Präparaten, die GABA enthalten. GABA ist auch als Einzelsubstanz erhältlich.

Richten Sie sich bei der Einnahme nach der angegebenen Dosierung auf der Packung.

Hochdosis-Lasertherapie

Diese Lasertherapie wurde von dem Tinnitus-Experten und Innenohr-Spezialisten Dr. med. Lutz Wilden in Bad Füssing in den 90er-Jahren entwickelt und wird erfolgreich bei Tinnitus und Hörstörungen eingesetzt. Sie basiert auf Erkenntnissen der Mitochondrien-Forschung. Mitochondrien sind die »Kraftwerke« unserer Zellen. Über chemische Abläufe wird in ihnen Energie erzeugt, die für alle Lebensprozesse genutzt wird. Um ihren Aufgaben nachzukommen, benötigen die Mitochondrien Lichtenergie, die sie über spezielle Antennenpigmente aufnehmen. Die Wirkung der Lasertherapie beruht darauf, dass den Mitochondrien verdichtetes Licht zugeführt wird – dadurch können sie mehr Energie produzieren. Ist der Energiebedarf der Zellen gedeckt, kann die erkrankte Zelle ihre Aufgaben und somit die Selbstheilung wieder bewerkstelligen. Dr. Wilden hat auch Heimgeräte entwickelt. Jedoch empfiehlt sich vorher eine ambulante Behandlung (Adressen, siehe Seite 121).

LICHT FÜR DIE OHREN

Die von Dr. Lutz Wilden weiterentwickelte Hochdosis-Lasertherapie kann nicht nur bei Tinnitus helfen, sondern auch bei Morbus Menière, einer Erkrankung, die mit Drehschwindel einhergeht, oder ebenso bei Arthrose (Gelenkabnutzung).

Orthomolekulare Medizin

Orthomolekulare Medizin ist die Behandlung mit Nährstoffen wie Vitaminen, Fettsäuren, Aminosäuren und Mineralstoffen (»Orthomolekular« besteht aus griechisch ortho = richtig, recht und lateinisch molekular/Molekül = kleinste Einheit einer chemischen Verbindung). In ihr stecken enorme Chancen bei psychischen Beschwerden, weil viele Nährstoffe reduziert in unserer Nahrung enthalten sind und sich die wenigsten Menschen biologisch gesund und vollwertig ernähren. Immer öfter entdeckt die Wissenschaft, dass psychische Beschwerden allein durch Mangelerscheinungen von Nährstoffen entstehen können. Dies haben die Amerikaner und Kanadier vor Jahrzehnten bereits erkannt und Schizophrenie-Kranke mit hoch dosiertem Vitamin B$_3$ (Niacin) behandelt. In Europa beschäftigen sich immer mehr Ärzte und Heilpraktiker damit und haben gute Heilerfolge.

Nährstoffabhängige Beschwerden

Fehlen uns Nährstoffe oder haben wir zu viel davon (Aminosäuren, Mineralstoffe, Vitamine), kann das zu seelischen Beschwerden führen. Der Körper kann dadurch verschiedene Neurotransmitter nicht mehr herstellen, oder er benötigt mehr, die ihm aber nicht zur Verfügung stehen. Die wichtigsten nährstoffabhängigen seelischen Beschwerden habe ich für Sie aufgelistet – bis auf einige Ausnahmen handelt es sich um einen Mangel.

Mangelsituation:
> **Folsäure:** Hirnstoffwechselstörungen (siehe unten)
> **GABA** (siehe Seite 114): Unruhe, Hektik, Gereiztheit, Stressbeschwerden
> **Glutamin** (nicht essenzielle Aminosäure, der Körper kann sie herstellen): Lernstörungen bei Kindern
> **Isoleucin** (essenzielle Aminosäure): kann Schizophrenie fördern und stressbedingte Beschwerden verstärken
> **Jod:** körperliche und seelische Erschöpfung

AMINOSÄUREN

Am Aufbau unseres Körpers sind 20 Aminosäuren beteiligt. Neun davon kann der Körper nicht selbst herstellen, wir müssen sie mit der Nahrung, zum Beispiel mit Bananen, aufnehmen. Deshalb heißen sie »essenzielle Aminosäuren«.

GU-ERFOLGSTIPP   FEHLT IHNEN FOLSÄURE?

Ein Mangel an Folsäure – oft mit einem Vitamin-B$_{12}$-Mangel kombiniert – kann zu Depressionen und sogar zu Demenz führen, denn wir brauchen Folsäure, damit der Körper Neurotransmitter (Botenstoffe) bilden kann. Ist die Darmschleimhaut nicht ganz intakt, kann die Folsäure aus der Nahrung nicht aufgenommen werden. Neben einer Sanierung des Darms helfen Folsäure- und Vitamin-B$_{12}$-Injektionen beim Arzt oder Heilpraktiker oder ebensolche Nahrungsergänzungsmittel (Apotheke), Ihr psychisches Befinden zu verbessern.

TIPP

Besteht der Verdacht auf einen Mangel an Nährstoffen, sollten Sie Ihr Blut von Ihrem Arzt oder Heilpraktiker in einem Speziallabor untersuchen lassen.

> **Kalium:** Reizbarkeit
> **Kupfer:** Anorexie
> **Magnesium:** neurovegetative Störungen, Neurosen, Unruhe
> **Mangan:** Depressionen, Hyperaktivität
> **Methionin** (essenzielle Aminosäure): allgemeine geistige Störungen
> **Natrium:** körperliche und psychische Erschöpfung
> **Phosphor:** Apathie
> **Taurin** (nicht essenzielle Aminosäure): hilft bei Unruhe, Stress
> **Tryptophan** (essenzielle Aminosäure): Depressionen, Bulimie
> **Vitamin B$_1$:** Depressionen
> **Vitamin B$_3$:** Schizophrenie, Demenz
> **Vitamin B$_6$:** Hyperaktivität, Depressionen
> **Vitamin B$_{12}$:** Angstzustände, Depressionen, Psychosen
> **Vitamin C:** Depressionen
> **Vitamin D:** Depressionen (zum Beispiel durch verminderte Sonneneinstrahlung)
> **Vitamin H** (Biotin): Depressionen, Hirnstoffwechselstörungen
> **Zink:** Demenz, Depressionen, Schizophrenie

Überschusssituation:
> **Jod:** Unruhe, Gereiztheit
> **Kupfer:** Aggressivität/Hysterie, Senilität, Depressionen
> **Zink:** Persönlichkeitsverfall

Sport, Bewegung

Sportliche Bewegung wirkt nicht nur auf das Herz-Kreislauf-System stärkend und erhält unsere Gesundheit, sondern sie normalisiert den Blutdruck, versorgt das Gehirn mit Sauerstoff, steigert die Fettverbrennung und reguliert den Hormonhaushalt. Wichtig für die Psyche: Sport regt die Produktion von Glückshormonen und körpereigenen Opiaten (Noradrenalin, Serotonin, Endorphine) an. Außerdem werden wir besser mit Stress fertig, bauen Aggressionen schneller ab und sind weniger Stimmungsschwankungen unterworfen. Betrachten Sie Sport als Heilmittel und beginnen Sie gleich morgen damit.

GU-ERFOLGSTIPP

SPORT STÄRKT KÖRPER UND SEELE

Sport, vor allem Kampfsportarten wie Jiu-Jitsu oder Karate, fördert den Ausstoß der Stresshormone Adrenalin und Noradrenalin im Körper. Diese Botenstoffe wirken leistungssteigernd, zugleich hellen sie auch die Stimmung auf.

Urtinkturen

Wenn ich bei den Beschwerdenbildern von Urtinktur spreche, dann meine ich damit eine alkoholische Lösung, die aus frischen Heilpflanzen hergestellt wird. Sie gehen auf den Schweizer Biologen Dr. Roger Kalbermatten zurück. Er hat ein besonders schonendes Herstellungsverfahren entwickelt, bei dem alle Wirkstoffe der Heilpflanzen bewahrt werden. Außerdem werden die Pflanzen an ihren natürlichen Standorten gesammelt. Das gewährleistet, dass sie kräftig und gesund sind. Die Kalbermatten-Urtinkturen wirken auf Körper, Geist und Seele. In Deutschland, Österreich und in der Schweiz sind sie unter dem Namen Ceres oder Alcea in Apotheken erhältlich.

Anwendung: Aufgrund der hohen Wirksamkeit genügt eine minimale Dosierung. Nehmen Sie täglich ein bis drei Tropfen ein- bis dreimal in einem halben Glas Wasser ein. Bei akuten Beschwerden können Sie die Dosis verdoppeln: also vormittags drei Tropfen auf ein Glas Wasser und nachmittags noch einmal.

IST DER WIRKSTOFFGEHALT ENTSCHEIDEND?

Vor zehn Jahren galten Johanniskrautpräparate mit ihrer stimmungsaufhellenden Wirkung als pflanzliche Alternative zu Antidepressiva. Seit einigen Jahren wetteifern die großen Hersteller allerdings um den Gehalt des wesentlichen Wirkstoffs Hypericin in ihren Präparaten. Immer höher konzentrierte Präparate kommen auf den Markt. Die Naturheilkunde misst dem Wirkstoffgehalt eine zweitrangige Bedeutung zu, denn die Gesamtheit aller Inhaltsstoffe ist entscheidend. Johanniskraut-Urtinkturen aus wild wachsenden Pflanzen können meines Erachtens mit einer äußerst geringen Dosierung genauso wirkungsvoll sein.

Warme Bäder

Warme Bäder fördern das Wohlbefinden und helfen bei Schlafstörungen, Nervosität, Unruhe oder Reizbarkeit. Besorgen Sie sich in der Apotheke oder Drogerie einen Heublumenbadeextrakt für ein entspannendes Bad. Nehmen Sie ein warmes Vollbad mit einer Temperatur von 36 bis 38 °C – egal ob tagsüber oder abends. Sie sollten maximal 20 Minuten darin baden. Alternativ zum Heublumenbadezusatz eignet sich ätherisches Lavendelöl zur Entspannung. Mischen Sie 5 bis 10 Tropfen des Öls mit 1 EL Honig oder 100 Gramm süßer Sahne (um Hautreizungen vorzubeugen) und geben Sie die Mischung ins Badewasser.

Wenn das Bad die Stimmung aufhellen soll, geben Sie 5 Tropfen Basilikumöl mit Honig oder Sahne ins Wasser.

Bücher, die weiterhelfen

Blome, Dr. med. Götz: **Das neue Bach-Blüten-Buch.** Vak Verlag, Kirchzarten

Calatin, Anne: **Ernährung und Psyche.** Verlag C. F. Müller, Bad Dürkheim (nur Antiquariat)

Fensterheim, Herbert: **Sag nicht ja, wenn du nein sagen willst.** Mosaik bei Goldmann Verlag, München

Grimm, Hans-Ulrich: **Leinöl macht glücklich.** Verlag Dr. Watson Books, Stuttgart

Holford, Patrick: **Optimale Ernährung für die Psyche.** Veda Nutria Verlag, Vorchdorf

Kalbermatten, Dr. Roger: **Pflanzliche Urtinkturen: Wesen und Anwendung.** AT Verlag, München

Novozhilov, Dr. med. Andrey: **Leben ohne Asthma – Die Buteyko Methode.** Mobiwell Verlag, Potsdam

Oberbeil, Klaus/Lentz, Dr. Christiane: **Obst und Gemüse als Medizin.** Südwest Verlag, München

Pfeiffer, Dr. Dr. Carl C.: **Nährstoff-Therapie bei psychischen Störungen.** Haug Verlag, Heidelberg (nur Antiquariat)

Schwartz, Dieter: **Gefühle verstehen und positiv verändern.** Cip Medien Verlag, München

Wilden, Dr. Lutz: **Retten Sie Ihre Ohren.** Verlag Dr. L. Wilden, Bad Füssing

Wolf, Doris: **Ängste verstehen und überwinden.** Pal Verlag, Mannheim

Zehentbauer, Josef: **Chemie für die Seele.** Zenit Verlag, München

Zulley, Prof. Dr. Jürgen: **So schlafen Sie gut!** Verlag Zabert Sandmann, München

BÜCHER AUS DEM GRÄFE UND UNZER VERLAG, MÜNCHEN

Bopp, Annette/Breitkreuz, Dr. med. Thomas: **Bluthochdruck senken.**

Grasberger, Dr. med. Delia: **Autogenes Training.**

Hainbuch, Dr. Friedrich: **Progressive Muskelentspannung.**

Heepen, Günther H.: **Der große GU Ratgeber Schüßler-Salze.**

Heepen, Günther H.: **GU Ratgeber Gesundheit Schüßler-Salze.**

Heepen, Günther H.: **GU Ratgeber Gesundheit Schüßler-Salze typgerecht.**

Heepen, Günther H.: **GU Ratgeber Gesundheit Schüßler-Kuren.**

Heepen, Günther H.: **Der große GU Kompass Schüßler-Salze.**

Heepen, Günther H.: **Der große GU Kompass Schüßler-Salze bei chronischen Beschwerden.**

Heepen, Günther H.: **Quickfinder Schüßler-Salze.**

Heepen, Günther H.: **GU Ratgeber Kinder Schüßler-Salze für Kinder.**

Heepen, Günther H.: **GU Kompass Schüßler-Salze für Kinder.**

Heepen, Günther H./Wiedemann, Christina: **Abnehmen mit dem Stoffwechsel-Kick.**

Jänicke, Christof/Grünwald, Dr. Jörg/Hansen, Aruna M.: **Quickfinder Bach-Blüten.**

Mertens, Wilhelm/Oberlack, Helmut: **Qigong.**

Pizzecco, Dr. med. Toni: **Optimismus-Training.**

Reitz, Dr. med. Sonja: **Seelische Beschwerden – körperliche Ursachen.**

Schmidt, Sigrid: **Bach-Blüten für innere Harmonie.**

Trökes, Anna: **Yoga zum Entspannen.**

Waesse, Harry/Kyrein, Martin: **Yoga für Einsteiger.**

Wiesenauer, Dr. med. Markus/Kerckhoff, Annette: **Homöopathie für die Seele.**

Witzleben, Ines von/Schwarz, Aljoscha A.: **Endlich frei von Angst.**

ZEITSCHRIFTEN

Weg zur Gesundheit – Zeitschrift für Biochemie. Herausgeber (Probehefte dort anfordern): WzG Verlag GmbH, In der Kuhtrift 18, 41541 Dormagen, www.biochemie-net.de

Adressen, die weiterhelfen

Biochemischer Bund Deutschlands e. V.

In der Kuhtrift 18, D-41541 Dormagen, Internet: www.biochemie-net.de
Therapeutenverzeichnis, Vereinsadressen, Seminare

Homepage des Autors

www.guenther-heepen.com
mit Vortragsterminen, Diagnose- und Therapiemethoden

Dolomit-Urgesteinsmehl

Natur & Technik Lauer,
Koppenkreutweg 17, D-73527 Tierhaupten,
www.natur-und-technik-lauer.de

Cyto Labor- und Vertriebs-GmbH

Labor für Nahrungsmittelunverträglichkeits-Untersuchungen
Ortsstraße 22, D-35423 Lich/Ober-Bessingen
Informationen und Therapeutenanfragen zum Cytotest, www.cytolabor.de

Lasertherapie nach Dr. Lutz Wilden

Kurallee 16, D-94072 Bad Füssing,
www.dr-wilden.de; Amon Kaiser, Heilpraktiker,
Leopoldstr. 4, D-76530 Baden-Baden,
www.naturheilpraxis-lasertherapie.de

Selbstkonzept-Therapeutenanfragen: DIREKT e. V.

Deutsches Institut für Rational-emotive Verhaltenstherapie, Veitshöchheimer Str. 16, D-97080 Würzburg

Stuhluntersuchung auf Darmpilze

Labor Dres. Hauss,
Kieler Str. 71, D-24340 Eckernförde,
www.hauss.de

Schüßler-Salze Deutsche Homöopathie-Union

Postfach 410280, D-76202 Karlsruhe,
www.schuessler.dhu.de

Sachregister

Die halbfett gesetzten Seitenzahlen verweisen auf die Hauptseite dieses Stichworts.

A

Abhängigkeitskonflikte 90
Abmagerung 45, 46
Abwehrschwäche 48, 49
Aderlass 24
Adipositas 93
Adrenalin 118
Affektivität 38
Aggressionen 21, 35, 43, 72, 95, 118
Aggressivität 38, 82, 101, 116
Agoraphobie 37, 69
Ähnlichkeitsregel 21, 22
Akutdosierung 27
Alaun 48
Allergien 47
Alzheimer 76
Amalgam 110
Aminosäuren 114–118
Anämie 48
Anerkennung, Bedürfnis nach 43
Angst 21, 34, 36, 38, 42, 44, 46, 48, 51, 69, 70, 82, 85, 100, 101, 104, 107, 108
–, den Verstand zu verlieren 38, 40
–, unbestimmte 41
– vor dem Alleinsein 34, 37
– vor dem Tod 34, 37, 69
– vor Dunkelheit 34, 37, 41

– vor der Zukunft 34, 40, 51
– vor Einsamkeit 69
– vor finanziellem Verlust 37, 38
– vor Gewitter 38, 40
– vor Krankheit 34, 37, 42, 69
– vor Misserfolg 42
Angstanfälle 43
Ängstlichkeit 33, 35, 36, 38, 41, 45, 47, 48, 49
Angststörungen **69**, 72
Angstzustände 73, 116
Anorexie 93, 116
Antidepressiva 14, 119
Antriebslosigkeit 36, 40, 41, 73
Apathie 34, 35, 36, 37, 40, 44, 116
Appetitstörungen 48, 93
Arbeitsunlust 51
Ärger 35, **72**, 100
Ärgerlichkeit 43, 51
Argwohn 37
Arsentrijodid 51
Arsenum jodatum **51**
Arthrose 113
Asthma bronchiale **89**
Atemnot 89
Atemstörungen 83
Ätherische Öle 70, 119
Aufmerksamkeitsdefizit- und Hyperaktivitätssyndrom 77
Aufregung **72**
Ausgebranntsein 91
Autogenes Training 114

B

Bach-Blüten 113
Bäder, warme 119
Bangigkeit 51
Basissalze 21, 25
Belastungsstörung, chronische 82
Benommenheit 44
Beruhigungsmittel 14, 44
–, natürliches 114
Beschwerden, geistig-seelische 68–87
Beschwerden, psychosomatische 89–111
Besorgtsein um Gesundheit 78
Betablocker 14
Bettnässen 42, 45
Bewegung 79, 118
Bewegungsaktivität, übermäßige 85
Bewegungskoordination, gestörte 47
Bindegewebserkrankungen **94**
Blähungen 91
Blutdruckanstieg 69
Blutdruckwerte 89
Bluthochdruck 83, 89, 104
Blutunterdruck 104
Bromsalze 44
Bronchialasthma 89
Bulimia nervosa 93
Burnout vorbeugen 92
B-Vitamine 38, 74, 114, 115, 117, 118

C

Calcium carbonicum
  Hahnemanni 50
Calcium fluoratum 33
Calcium phosphoricum **34**
Calcium sulfuratum Hahne-
  manni **47**
Calcium sulfuricum 43
Capsaicin 98
Charakter 11
Charakterschwäche **86**
Colitis ulcerosa **90**
Colon irritabile 90
Craniomandibuläre Dys-
  funktion 109
Cuprum arsenicosum **48**

D

Da-Costa-Syndrom 97
Darmentzündung 90
Darmpilze 63
Dementia praecox 47
Demenz 115, 116
Depressionen 21, 34, 36, 38,
  41, 42, 43, 44, 45, 46, 50,
  51, 63, 70, 72, **73**, 82, 83,
  85, 86, 90, 96, 101, 104,
  115, 116, 117
Dolomit-Urgesteinsmehl
  113
Dosierung 27, 28, 91
Druckgefühl im Kopf 35
Durchschlafstörungen 39,
  43, 106
Dystonie 37, 39, 81

E

Eifersucht 43
Eigensinnigkeit 39, 42
Einsamkeit 39

Einschlafhilfe 107
Einschlafstörungen 35, 39,
  43, 106
Eisenphosphat 35
Empfindlichkeit 33, 43, 84
Endorphine 118
Engegefühl in der Brust
  83
Entschlusslosigkeit 35
Entspannungsmethoden
  82, 114
Ergänzungssalze 21, 25
Ernährung 114–115
Erregbarkeit 35
–, gesteigerte 51
Erregung 47, 49, 69
Erröten 35, 37, 39, 75
Erschöpfung 33, 34, 35, 37,
  40, 41, 43, 46, 47, 48, 49,
  51, 63, 83, **91**, 116
Ersticken, Gefühl des 89
Erwartungsangst 33, 42
Erwartungsspannung
  108
Ess-Brech-Sucht 93
Essgelüste 101
Essstörungen **93**

F

Farbtest 53, 54–65
Ferrum phosphoricum **35**
Fettsäuren 118
Fettsucht 36, 93
Fibromyalgie 94
Fingertrommeln 85
Fischölkapseln 85
Freud, Sigmund 10, 12
Frigidität 108
Funktionsmittel 23
Furcht 35, 36, 69

G

GABA 115, 117
Gähnen, krampfhaftes 39,
  40
Gamma-Amino-Buttersäure
  115
Gedächtnisprobleme **76**
Gedächtnisschwäche 33, 34,
  37, 39, 40, 41, 42, 43, 45,
  49, 76
Gefühlskälte 108
Gefühlsleere 73
Geistesabwesenheit 37
Geistige Probleme im Alter
  44, 45
Geistige Störungen 50, 116
Gelenkerkrankungen 63,
  94
Gemütsausbrüche 40
Genussgifte 77
Geräuschempfindlichkeit
  35, 36, 42, 43, 49
Gereiztheit 38, 63, 115, 116
Gicht 41, 45, 46
Gleichgewicht, seelisches 38
Gleichgewichtsstörung 107
Gleichgültigkeit 48
Globusgefühl 39, 49, **96**
Glückshormone 79, 98, 118

H

Haarausfall 63
Hahnemann, Dr. Samuel 22,
  26
Harnsäure 40, 46
Hautjucken, nervöses 39
Heimweh 37, 39, **77**
Heiße Sieben 28, 29
Hektik 115
Herzenge **97**

124

Herzklopfen 35, 37, 39, 47,
  49, 69, **97**, 107
Herzneurose **97**
Herzstechen 102
Heublumenbadeextrakt 119
Hirnstoffwechselstörungen
  116
Hochdosis-Lasertherapie
  114
Homöopathie 21, 26
Hörstörungen 104, 114
Hustenanfälle 89
Hyperaktivität 46, **77**, 116
Hypersensibilität **84**
Hypertonie, essenzielle 90
Hypnose, therapeutische
  69
Hypochondrie 40, 51, 69,
  78

I

Immunsystem, geschwächtes
  83
Impotenz 45, 108
Infektanfälligkeit 47
Innenohrschaden 104

J

Jähzorn 47
Jod 116
Johanniskraut 102, 119
Juckreiz, nervöser **98**

K

Kalium 116, 117
Kalium Aluminium sulfuri-
  cum **48**
Kalium arsenicosum 43
Kalium bromatum **44**
Kalium chloratum **36**
Kalium jodatum 45

Kalium phosphoricum **36**,
  39
Kalium sulfuricum **38**
Kalium-Aluminium-Sulfat
  48
Kaliumarsenit 43
Kaliumbromid 44
Kaliumchlorid 36
Kaliumjodid 45
Kaliumphosphat 36
Kaliumsulfat 38
Kalzium 113
Kalziumfluorid 33
Kalziumkarbonat 50
Kalziumphosphat 34
Kalziumsulfat 43
Kalziumsulfid 47
Kitzelhusten 39, 49, 81
Klaustrophobie 37, 69
Kloß im Hals **96**
Kognitive Verhaltenstherapie
  11, 15
Kognitives Selbstkonzept
  16–19
Kontaktbedürfnis 39
Kontrollbedürfnis 99
Kontrollmöglichkeit, man-
  gelnde 101
Kontrollzwang 87
Konzentrationsschwäche 33,
  34, 35, 39, 40, 42, 45, 49,
  117
Kopfschmerz 35, 40, 42, 81,
  83, **99**, 109
Kraftlosigkeit 91
Kribbeln 34, 40, 42, 51
Kummer 35, 36, **79**
Kupfer 10, 48, 116
Kupferarsenit 48

L

Lachkrämpfe 49
Lampenfieber **80**
Launenhaftigkeit 35, 38, 41,
  50
Lebensüberdruss 41, 42, 44
Lecithin 117
Leinöl 73
Lernstörungen 47, 49, 116
Liebeskummer 35
Lithium carbonicum 46
Lithium chloratum **45**
Lithiumchlorid 45
Luftschlucken 37, 101

M

Magen, nervöser 36, 39
Magenbeschwerden **100**
Magen-Darm-Beschwerden
  83, 101
Magenschleimhautentzün-
  dung 101
Magersucht 49, 93
Magnesium 111, 113, 116,
  117, 118
Magnesium phosphoricum
  38, 39, 49
Magnesiumphosphat 38
Mangan 17, 116
Mangansulfat 46
Manganum sulfuricum **46**
Manie 46
Melancholie 21, 41, 42, 46,
  48, **73**
Menstruationsstörungen
  101
Migräne **99**, 109
Mineralstoffe 118
Missmut 46
Monatsblutung 101

Morbus Crohn **90**
Morbus Menière 115
Müdigkeit 47, 63, 81, 86, 97, 117
Musik 100, 114
Muskelentspannung nach Jacobson 114
Muskelerkrankungen 37, 48, 49, **94, 102**, 102, 103, 105, 110
Mutlosigkeit 36, 42, 50

N
Nachtschweiß 48, 49
Nackenschmerzen **102**, 109
Nägelkauen 39, **103**
Nährstoffe 18, 116, 117
Nahrungsmittelallergien 69, 72
Nahrungsunverträglichkeiten 69, 72
Natrium 116, 117
Natrium bicarbonicum **51**
Natrium chloratum **40**
Natrium phosphoricum **40**
Natrium sulfuricum **41**
Natriumbikarbonat 51
Natriumchlorid 40
Natriumphosphat 40
Natriumsulfat 41
Natron 51
Nein sagen, nicht können 86
Nervenschwäche 34, 38, 39, 40, 41, 44, 46, 48, 50, 81, 99
Nervensystem, überreiztes 81
Nervosität 43, 44, 49, **81**, 114, 117, 119
Neurodermitis 99

Neuroleptika 14
Neurosen 96, 116
Notfalltropfen 71, 113

O
Ohrensausen 104
Ohrenschmerzen 39, **104**
Ohrgeräusche **104**
Omega-3-Fettsäuren 73, 85
Orgasmusstörung 108
Orthomolekulare Medizin 116
Osteoporose 113

P
Panikattacken 37, **69**, 71, 114
Parkinson-Krankheit 110
Persönlichkeitsverfall 116
Phobien 69, 87
Phosphat-Salze 61
Platzangst 37, 69
Polyarthritis, chronische 94
Posttraumatische Belastungsstörung 82
Potenzierung 22, 24, 26
Prämenstruelles Syndrom **101**
Prüfungsangst **80**
Pseudangina **97**
Psyche 9, 11, 12
Psychoanalyse 10, 11, 12
Psychologie 11
Psychoneuroimmunologie 12, 49
Psychopharmaka 10, 12, 13, 14, 15
Psychosomatik 11, 12, 99, 101
Psychotherapie 11, 13, 82

Q
Quecksilber 110

R
Rauchen 82
Räusperzwang 87, **96**
Regeldosierung 28
Reizbarkeit 42, 43, 45, 47, 49, 51, 72, 101, 116, 119
–, gesteigerte 50
Reizdarm **90**
Reizhusten 49, 81
Reizkolon 90
Rescue Remedy 113
Rückenschmerzen 83, **105**
Ruhelosigkeit 43, 45, 51, **85**

S
Säftelehre 10, 25
Schilddrüse 78, 86
Schizophrenie 116
Schlaflosigkeit 45, 77, **106**
Schlafstörungen 35, 37, 42, 45, 46, 48, 49, 50, 63, 73, 81, 104, **106**, 119
Schnelltest 53
Schöpwinkel, Dieter 21, 25
Schreckhaftigkeit 42, 44, 49
Schüchternheit 43
Schüßler, Dr. Wilhelm 21, 22
Schüßler-Drink 29
Schüßler-Kuren 26, 28
–, Dosierung 28
Schüßler-Salze
–, Anwendung 27, 28
–, Dosierung 27, 28, 29
–, Einnahme 29, 91, 93
–, neue 47
Schwäche, geistige 49
Schwermetalle 110

Schwermut 74
Schwindel 39, 40, 81, 83, 97, **107**, 108
Schwitzen 35, 38, 42, 69, 81, 107
Sehstörungen 99
Selbstbewusstsein, mangelndes **83**
Selbstkonzept 16–19
Selbstmitleid 36
Selbstüberforderungs-neurose 95
Selbstvertrauen, mangelndes 83
Selbstwertgefühl, schwankendes 101, 105
Serotonin 73, 98, 118
Sexuelle Probleme **108**
Silicea **42**
Siliziumdioxid 42
Spannungskopfschmerz 37, 99
Sport 118
Sterilität 108
Stimmungsschwankungen 38, 40, 44, 49, 118
Störung, funktionelle 97
Stress 18, 23, 39, 43, 44, 77, 81, **83**, 91, 97, 98, 100, 108, 109, 113, 114, 115, 116
Suchtverhalten 82

T
Teilnahmslosigkeit 77
Tic-Störungen **110**
Tinnitus **104**, 109, 114
Tourette-Syndrom 110
Tranquilizer 14
Trauer 79

Traurigkeit 44, 46, 47, 48, 51, 63, 77, 117
Trennungserlebnisse, negative 100
Trübsinn 44, 47

U
Übelkeit 69, 99, 107
Überarbeitungssyndrom 50
Überempfindlichkeit **84**
Übererregung, psychische 89
Übergewicht 93, 94
Übermüdung, geistige 44
Übersäuerung 40
Übersprunghandlung 98, 99, 103
Ungeduld 33, 38
Unruhe 33, 35, 38, 39, 42, 43, 44, 46, 48, 51, 69, 72, **85**, **86**, 114, 115, 118, 119
Unsicherheit 43, 69, 83
Urteilsvermögen, gestörtes 48
Urtinkturen 118
–, Wirkstoffgehalt 119

V
Vegetatives Syndrom 37
Verdauungsbeschwerden 63
Verfolgungsangst 44
Vergesslichkeit 46
Versagensangst 42
Verstimmung, depressive 70, **73**
Verstopfung 90
Vitalstoffmangel 77
Vitamin A 117
Vitamin C 116, 117
Völlegefühl 91

W
Wahnideen, religiöse 44
Warme Bäder 119
Waschzwang 87
Wasserhaushalt, Störungen des 40
Weinen 40, 48, 50
Weinerlichkeit 38, 42, 51
Wetterfühligkeit 35, 41, 42
Wilden, Dr. med. Lutz 114
Willensschwäche 35, 49, **86**
Wirbelsäulenbeschwerden **105**, 109
Wutausbrüche 49

Y
Yoga 114

Z
Zähneknirschen **109**
Zellulartheorie 10
Zeugungsunfähigkeit 108
Zincum chloratum **49**
Zink 116, 117
Zinkchlorid 49
Zittern 39, 45, 48, 69, 81, **110**
Zucker 38, 63
Zuckungen 34, 39, 40, 42, 49, **110**
Zwangsstörungen 39, **87**
Zwangsverhalten 35, 58, **87**
Zwangsvorstellungen 48, 87
Zwölffingerdarmbeschwerden **100**

Impressum

© 2010 GRÄFE UND UNZER VERLAG GmbH, München

Projektleitung: Barbara Fellenberg

Lektorat: Angelika Lang

Bildredaktion: Henrike Schechter

Layout: independent Medien-Design (Horst Moser)

Herstellung: Petra Roth

Satz: Christopher Hammond

Reproduktion: Repro Ludwig, Zell am See

Druck: Firmengruppe APPL, aprinta druck, Wemding

Bindung: Firmengruppe APPL, sellier druck, Freising

ISBN 978-3-8338-0503-5

1. Auflage 2010

Bildnachweis

Corbis: S. 52; DHU: S. 32; gettyimages: S. 8; Jump: U2/S. 1, S. 6/7, S. 66/67, S. 88, U4 li.; Rodach, Johannes: Cover; Strandperle: S. 68; Weber, Marcel: S. 20, S. 30/31, S. 112, U4 re.

Umwelthinweis

Dieses Buch wurde auf chlorfrei gebleichtem Papier gedruckt. Um Rohstoffe zu sparen, haben wir auf Folienverpackung verzichtet.

Syndication: www.jalag-syndication.de

Wichtiger Hinweis

Die Gedanken, Methoden und Anregungen in die-sem Buch stellen die Meinung bzw. Erfahrung des Verfassers dar. Sie wurden vom Autor nach bestem Wissen erstellt und mit größtmöglicher Sorgfalt geprüft. Sie bieten jedoch keinen Ersatz für persön-lichen kompetenten medizinischen Rat. Jede Lese-rin, jeder Leser ist für das eigene Tun und Lassen auch weiterhin selbst verantwortlich. Weder Autor noch Verlag können für eventuelle Nachteile oder Schäden, die aus den im Buch gegebenen prakti-schen Hinweisen resultieren, eine Haftung über-nehmen.

Die GU-Homepage finden Sie im Internet unter www.gu.de

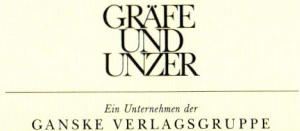

GRÄFE UND UNZER

Ein Unternehmen der
GANSKE VERLAGSGRUPPE

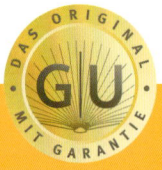

Unsere Garantie

Mit dem Kauf dieses
Buches haben Sie sich für
ein Qualitätsprodukt ent-
schieden. Wir haben alle
Informationen in diesem
Ratgeber sorgfältig und
gewissenhaft geprüft.
Sollte Ihnen dennoch ein
Fehler auffallen, bitten wir
Sie, uns das Buch mit dem
entsprechenden Hinweis
zurückzusenden. Gerne
tauschen wir Ihnen den
GU-Ratgeber gegen einen
anderen zum gleichen
oder zu einem ähnlichen
Thema um.

Liebe Leserin und lieber Leser,

wir freuen uns, dass Sie sich für ein GU-Buch entschieden
haben. Mit Ihrem Kauf setzen Sie auf die Qualität, Kompetenz
und Aktualität unserer Ratgeber. Dafür sagen wir Danke!
Wir wollen als führender Ratgeberverlag noch besser werden.
Daher ist uns Ihre Meinung wichtig. Bitte senden Sie uns
Ihre Anregungen, Ihre Kritik oder Ihr Lob zu unseren Büchern.
Haben Sie Fragen oder benötigen Sie weiteren Rat zum Thema?
Wir freuen uns auf Ihre Nachricht!

GRÄFE UND UNZER VERLAG
Leserservice
Postfach 86 03 13
81630 München

Wir sind für Sie da!
Montag–Donnerstag: 8.00–18.00 Uhr
Freitag: 8.00–16.00 Uhr
Tel.: 0180 - 5005054*
Fax: 0180 - 5012054*
E-Mail: leserservice@graefe-und-unzer.de

*(0,14 € /Min. aus dem dt. Festnetz,
 Mobilfunkpreise maximal 0,42 € /Min.)

Neugierig auf GU?
Jetzt das GU Kundenmagazin und die
GU Newsletter abonnieren.

Wollen Sie noch mehr Aktuelles von GU erfahren,
dann abonnieren Sie unser kostenloses GU Magazin
und/oder unseren kostenlosen GU-Online-Newsletter.
Hier ganz einfach anmelden:
www.gu.de/anmeldung

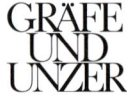

Ein Unternehmen der
GANSKE VERLAGSGRUPPE